信頼されて愛されるセラピストになる47の秘訣

藤川佐智子 著

セルバ出版

はじめに

「セラピストとして、社会のお役に立ちながら仕事としても両立させたい」

これは、40歳手前の、子育てが少し落ち着き始めた私が、セラピストというお仕事を選んだとき、一番に望んだことでした。

でも、「お仕事」「起業」の学びをしていくうちに、「稼がなきゃ」とか「月○万円！」と言った、声に踊らされ、「こんな思いをするために、セラピストになったわけじゃないのに…」と、感じ始めました。周りのセラピストさんは「兼業」だったり「週末だけのセラピスト」だったりと、私のように「セラピストだけでお仕事をしている人」が多くはいなかったので、このモヤモヤを解決できる方法が見つかりませんでした。セラピストとしての夢も持てず「セラピストやめようかな」と思ったこともありました。実際に、セラピストではなく、趣味の俳句をお仕事にして「俳句の先生」として活動した時期もあります。

そんな風に気持ちがフラフラしていたときに、娘が、同級生からの心無い言葉に傷付き心を傷めて自傷行為に走ってしまう…ということが起きました。そのときに支えとなったのが「セラピスト・セラピーの業界の情報を持っていた」ということでした。私が、「セラピスト・セラピーの業界」に強かったのは、セラピストになったときから関わっていた、「セラピスト支援活動」のおかげでした。娘のことをキッカケに、私は改めて「セラピスト・セラピー業界」の重要性と向き合うことになるのです…。

「はじめまして！」私は、東海3県（愛知・岐阜・三重）を中心に、「セラピーによる社会貢献！」をテーマに、色彩心理や数秘術、俳句やバッチフラワーレメディなどを扱う、現役のセラピストをしています。

また、任意の団体とNPO法人の2つの団体の代表として、活動させていただいています。

藤川佐智子と申します。

団体の代表としてのお仕事を、もう少し詳しく説明すると、任意団体では、「数秘術と和の色相環」をベースに、オリジナルツール「かずいろ」を考案し、ナビゲーターや講師を養成しています。また、「癒しと医療を繋ぎ、情報と仕組みで日本の心の健康を支えるプロジェクト集団」のNPO法人の理事長、更には、勉強会の企画や運営、団体や企業様とセラピスト・講師を繋ぐコーディネーターとしての活動もしています。

これだけ、セラピスト・セラピー業界に関わる活動をしていると、様々なセラピストさんと出逢う機会も多く、様々なお仕事のご相談をいただく中で、「愛されおうちセラピスト養成塾」という、マンツーマンのコンサル型の養成塾もスタートさせました。

本書を手に取って下さったあなたは、セラピストさんですか？　それとも、これからセラピストとして起業を考えられている方でしょうか？　もしかしたら「社会でお役に立ちながら仕事としても両立できる、何か？」を探している方かもしれませんね。

本書は、「すでにセラピスト」「これからセラピスト」「社会のお役に立つ人生を送りたい女性」に向けて書いていきます。すでにセラピストの方はもちろんのこと、これからセラピストになるという方、更に、「社会にお役に立ちたい」そんな女性が、より豊かで幸せに生きていくお仕事として、「セラピストってよいですよ！」そのためには、セラピストとして信頼され続けるために、「愛される」って必要なことですよ。と、お伝えするのが、本書の目的です。なぜなら、今の日本の心を、優しく力強く救えるのは、チカラを持ったカリスマではなく、暮らしの中で日々コツコツと活動する「セラピストのチカラだ！」と、私は信じているからです。

本書では、私が、専業主婦から始めたセラピスト・占い師としてお仕事をする中や、東海3県を中心として4000人近い方が体験した、オリジナルコンテンツを創り、ナビゲーターや講師を育てる中での現場でおこなっていたこと。また、セラピスト講師として、企業や法人様にて、お仕事させていただく中での気づき。更に「愛されおうちセラピスト養成塾」の中でお伝えし、成果の出たものを、「癒・知・育・繋」のサイクルにして、各章に分けて載せています。それぞれの章では、「愛されるセラピスト」になるための4つのポイント「あり方・魅せ方・見え方・考え方」とし、それらの「やり方」を47の秘訣としてお伝えしています。

「セラピスト業界なんて大嫌い！」と、離れようとしていた私が、様々な想いを経て「セラピストって素敵なお仕事ですよ！」と本まで書くのですから、人生って何が起こるかわからない！というのが正直なところですが、ソレはアナタにとっても同じことなのだと思います。

現役のセラピストで、主婦セラピストの私が、社会のお役に立ちながら、仕事としても両立させたい！　そんなセラピストさんのために、「起業本を書いたらこうなった」的な、等身大の起業本です。なので、もしかしたら「ビジネス」という言葉が好きで、ガッツリ儲けたい、バリバリの起業家として仕事したい！　と思っているセラピストさんには、物足りないかもしれません。

ただ、私が10年以上、セラピスト支援の現場にいて感じるのは、あまり「ビジネス」ゴリゴリじゃなく、等身大の自分を、日々成長させながら、ライフステージごとに直面する社会の課題を、セラピストとしてお役に立ちながら、仕事としても両立させたい。そんな起業本を求めている方も多いのだと感じましたし、私自身もそうでした。

もしあなたが私と同じ「社会のお役に立ちたい」でもボランティアではなく「お仕事」としての両立を考えている。でもどうしたらよいかわからない。と、日々、模索されているのなら、本書で、今のあなたを活かす、セラピストステージに合った秘訣を、見つけていただけると思います。

あなたが「信頼されて長く愛されるセラピスト」としての、未来をイメージし、読み進めて行っていただけたら嬉しいです。

２０２０年４月

愛されおうちセラピスト養成塾　塾長　藤川　佐智子

信頼されて愛されるセラピストになる47の秘訣　目次

第2章 「クライアント脳」から「セラピスト脳」へ変換せよ！

第3章 「愛されるセラピスト」4つのサイクル「癒知育繋」を回そう！

第5章 サイクル2「知」の章
～「愛されるセラピストのためのジブン色ブランディング」魅せ方の秘訣

第6章　サイクル3「育」の章
～お客様が集まるセラピストの「見える」仕掛けづくり

第7章　サイクル4「繋」の章
～いつまでも愛される考え方は「等身大」

おわりに

【秘訣㊼】ふわふわでも、キラキラでもなく、「凛」とした貴女で愛されよう！……165

＊本書でいう「かずいろ」「かずいろナビゲーター」とは、著者が、数秘術と和の色相環、色彩心理学・色彩生理学をベースに考案した、よりよいコミュニケーションのためのセッションツールです。
＊本書でいう「セラピスト」とは、目の前のクライアントが持つ声なき声に心を合わせ、セラピストが、持つ個々の癒しの技術（セラピースキル）と愛と責任で寄り添える人のこと。
＊本書では「お客様」と「クライアント」の2つの表記をしています。
主に「クライアント」とは、セラピーを継続して受けられる「お客様」のことを指しています。

第1章

「信頼されて愛される5つのセラピスト物語」

秘訣①社会のお役に立ちたい想いと仕事を両立させて輝く！

セラピストで起業したい

「セラピストで起業したい！」そう思ってセラピストの扉をたたく女性が増えて来ました。主には40代〜50代といった、子育てがひと段落ついて、「人生時間を考えた」とか、「家族の心の健康や、ご自身の心と身体の不調を改善した経験」とか、「様々な社会状況を見ていて、社会のお役に立ちたい」など、様々な目的を持ってセラピストという仕事に出会う人も増えています。

厚生労働省の調べでは、精神疾患により医療機関にかかっている患者数は、４００万人をこえています。病院にかかるほどではないけれど、心に不安や、負担を抱えている人が多いことは、容易に想像できます。その現状を受けてか、それぞれの課題に合わせるかのように、セラピーのジャンルは多岐に渡り、セラピストを養成するスクールも増え、セラピーに従事するセラピストの数も年々増加しています。

その実数を把握することは難しいのですが、ネットでは、５万とも10万とも、36万とも言われています。いずれの数字にせよ、セラピストのニーズの高まりを感じます。

私自身も、セラピストでありながら、心の健康不安を抱えたことのある、娘を持つ親としても、葛藤する時期があり、心の健康不安は、とても身近な課題でありました。

セラピストとして社会に貢献したい

「セラピー」という言葉や「セラピスト」という職業も、私が、セラピスト支援を始めた、10年前と比べて、認知度が上がり、セラピストのニーズも高まり、時代に求められる職業になって来ました。

ＳＮＳなどの情報発信ツールの発達により、自宅でセラピストとして仕事をする、ハードルも低くなったにも関わらず、セラピストさんの中には、資格は取ったものの「コレ！」といったロールモデルがなく、立ち止まっているセラピストさんも多くいます。

また、私の塾に来られるセラピストさんの多くが、社会貢献とまで大きなことではないけれど、社会に役に立つ自分でいたい。自分の資格をどう世の中に活かすのか、お金をどのように生み出していくのかと言った、「役に立ちたい、でもボランティアだけでは満たされない。キチンとお仕事として両立していきたい」と、悩んでいます。

愛されるセラピスト5名の紹介

１章では、自身の生活環境と上手に寄り添いながら、セラピストとしての働き方を、「しなやか」に変えて、「愛されるセラピスト」を続けている、５名のセラピストさんをご紹介し、これからセラピストとしてのキャリアのつくり方を、イメージするヒントになればと、思っています。

きっと、あなたにピッタリの「愛されるセラピストモデル」に出会えるはず！

モデル①『創ることが癒しになる！』リボンとアイシングクッキーの教室

モアニアラ代表　石川香さん

「おうちでお教室を開きたい！」そんな想いを持っている女性は、多いのではないのでしょうか？欧米では、クラフトづくりが心を癒し、ストレスの解消に役立つことが知られています。会社員時代を経て、子育てをしながら、ご自宅で、リボンとアイシングクッキーのお教室を開いている石川香さんにお話を聞きました。

どんなことをされていますか

可愛いアイシングクッキーづくりと、生活に色を取り入れるリボンづくりを、自宅で教えています。少し変わったところでは、「畳《たたみ》の縁《へり》」を使った、リボンづくりをお伝えしながら、日本の伝統である「畳」を身近に楽しむことも伝えています。

仕事への想いとは

心に癒しを与え、ストレス解消にも繋がる「クラフトセラピー」とも呼ばれているハワイ発祥のリボンレイは、色や形を組み合わせせることで自分だけのリボンをつくることができます。アイシングクッキーも、多彩な色の組み合わせで描いていくうちに、自分らしさの発想を表現できてモチベーションもアップし元気になって帰られます。

また、畳の縁を使ったリボンでは、「縁がリボンになるの?」という驚きと普段なかなか触れることのない畳の素材を楽しんでいただけます。ベースの型は同じでも、出来上がったときの「誰とも違うたった1人の自分」を愛で、五感も癒される時間が提供できればと思って仕事をしています。

活動される中での気づきを教えてください

教室運営以外にママ向けのイベントの主催をしていますが、主催をすると、自分だけでは繋がれない人と繋がることができ、さらに紹介をされて、団体や法人さんとお仕事をすることにも繋がっています。「何をしている人?」と聞かれ、自分を上手に伝えられない人にとっては、主催をすると人に自分を紹介してもらえるので楽ですよ(笑)。

「愛されセラピスト」と聴いてイメージするのは、どんなセラピストさんですか?

♪優しい笑顔で話を聴き、必要なときにそばにいてくれる人。
♪的確な言葉で背中を押してくれる人。

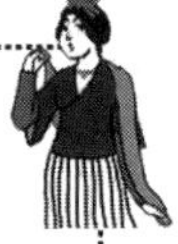

愛されセラピストとしての３つの心得

心得１：自分が元気で笑顔でいること

心得２：人との出会いを大切にする

心得３：好きに囲まれる

五感を大切にするお教室づくり

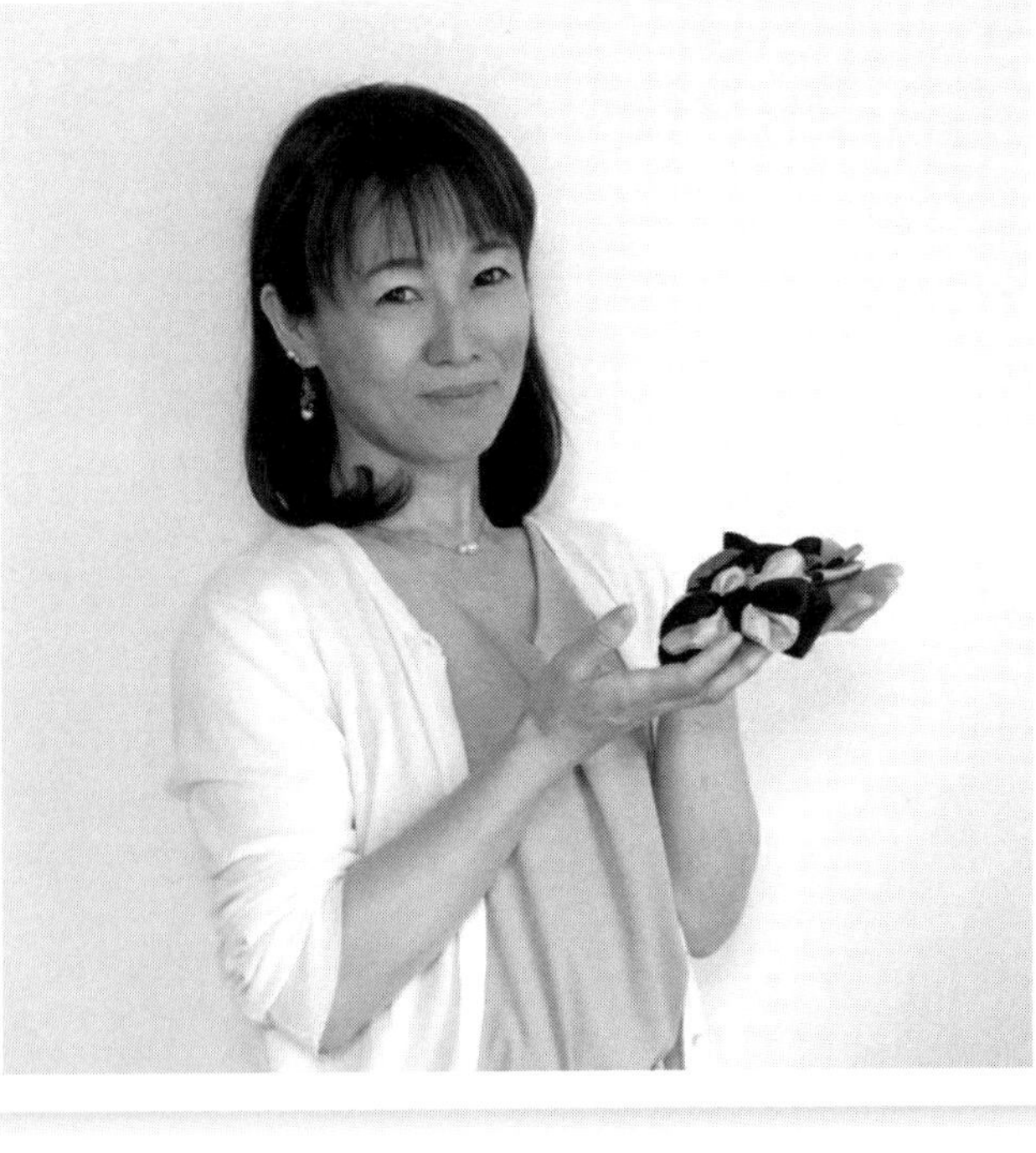

モデル②『カラー人を育てるスクール運営』

ラ・インセンス代表　畑中弥生さん

「カラーの資格が取りたい！」明確な想いを持って、スクールの扉をたたく女性が多いのが特徴のスクール。「日本におけるカラースクールの先駆け」である「エコール・ド・メチエ」の本部として、多くのカラーセラピストを育成。前職はブライダルのお仕事をされていた畑中さんの「カラー人としての姿勢」は、長く信頼され愛され続けるセラピストになるための哲学を感じることができます。

どんなことをされていますか

「カラーによる、スクール運営、カウンセリング、講師をしています」と、普通なら答えるところですが、その質問には、いつも「カラー人です」と、お伝えしています。ひと言でご自分を伝える言葉を、セラピストは持っておきたいですね。

仕事への想いとは

「生きる上で色が必要だから」そして「好きと責任のバランスを持って、私じゃないと誰ができるの？　というカラー人としての想いがあります」。ここでも「カラー人」という想いにブレがありません。「なぜに自分でなきゃいけないのか？」常にそんな想いと向き合うことをされているようです。また、カラー人を育てるスクールを運営する代表・講師として、「何を言うか」がテキストの世界なら「誰が言うか」はセラピストの人間性。このバランスの見極めに、一番神経を使っています。

活動される中での気づきを教えてください

クライアントは、セラピストの波長に合わせていくため、セラピストは、「色を学ぶ」中で起きる自分とのぶつかり合いや向き合うことによる経験値が、カラー人としての質を向上させます。「伝える力」がある人は、「その人がカラフルであること」だと思います。カラーというフィルターで、人間の追求を続けて行って欲しいですし、その追及の先に「セラピストそれぞれのキャラ（カラー）」に出会えるのだと思います。

「愛されセラピスト」と聴いてイメージするのは、どんなセラピストさんですか？

♪又、逢いたい、一緒にいたい、関わっていたい、総じて「必要とされる人」

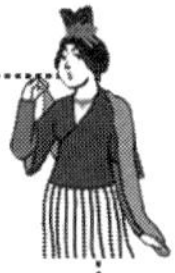

愛されセラピストとしての3つの心得

心得1：理想があること

心得2：社会に役に立つ人であること

心得3：その仕事が好きであること

「好き」が届くと
「あなたから習いたい」に変わる

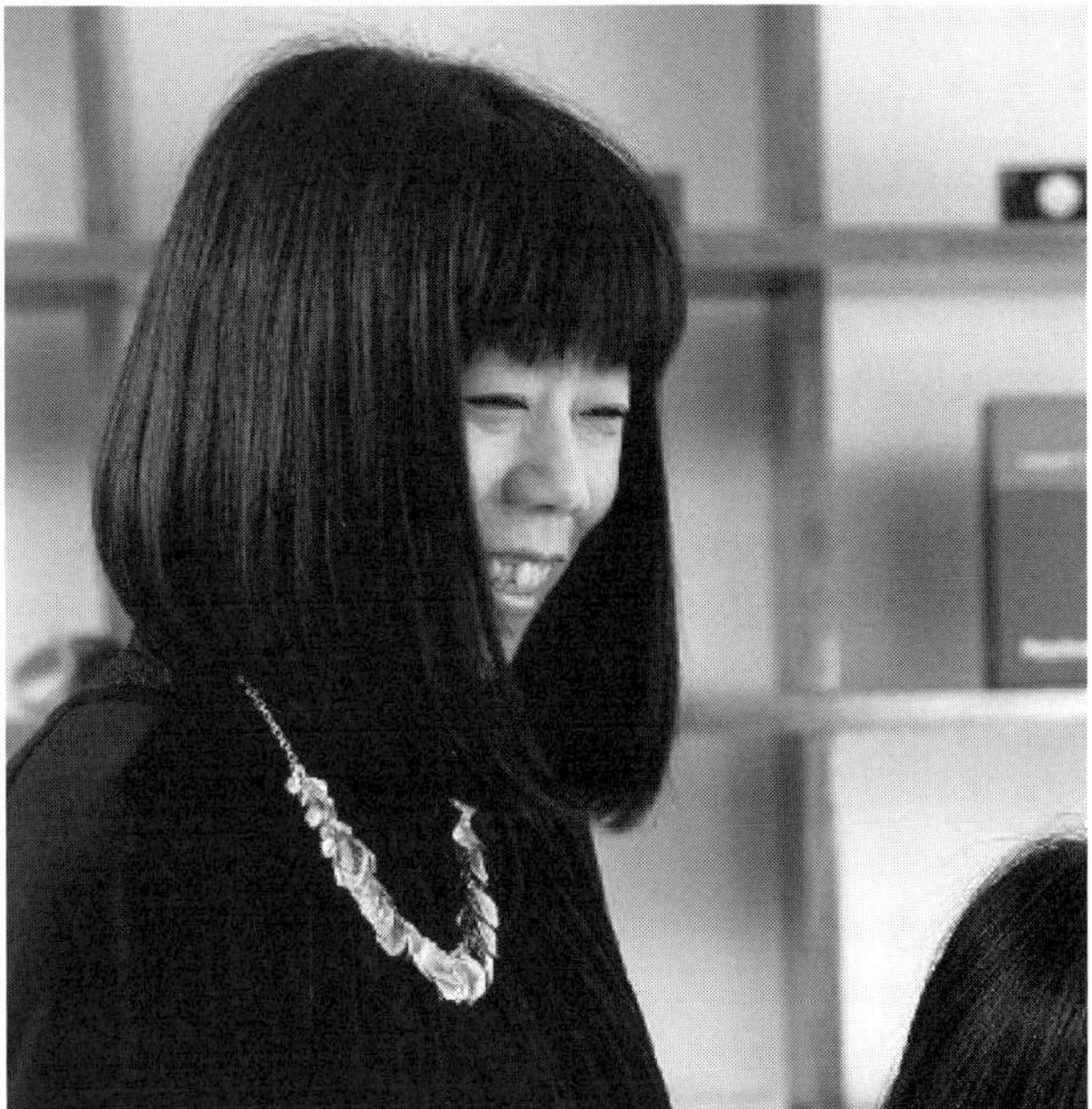

モデル③『自宅以外の場をサロンにして活動を続ける』

アロマセラピスト　高橋優子さん

「セラピスト活動をしたいけれど、自宅では難しい」。そんな悩みを抱えるセラピストさんも、多いはず。ご紹介する高橋優子さんは、最初はご自宅でセラピーを提供していましたが、家でするとなると、コスト意識がなく甘えた状態で仕事していると感じ、思い切って、自宅以外の場所（カフェや古民家旅館など）を活動拠点にして、講座やアロマオイルトリートメントをされています。

どんなことをされていますか

セッションスペースを持つカフェなどを利用し、アロマセラピストを養成する講座や、学校や地域での「アロマ体験講座」の講師をしています。

カフェで開催できるようになったきっかけは、カルチャーセンターに「講師のお仕事はないですか？」と、メールを送ったことからです。カルチャーセンターから、地域の施設への紹介があり、またその次にカフェスペースへの紹介をいただきました。

最初の行動以外は紹介されてお仕事に繋がっています。

仕事への想いとは

まずは自分で癒しを体験する、ということを大切にしています。あとは、セラピーが一番ではなく、心の質を上げるための1つの提供に、セラピーを使用しているという考え方を持ち、あくまでも「香りは補助」という姿勢を持って、自分で自分を癒せるように、サポートをしていきたいと思っています。

活動される中での気づきを教えてください

利用させていただくカフェは、飲食店ですので、香りの出るアロマオイルを使用するため、事前に「よろしいですか？」と確認することは必須です。

また、イベントなどでお借りする場合も、お客様ではなく、場づくりの一員としての視点に立つことにしています。

香りを楽しむことに加え「癒しの本質」という部分でも、アロマセラピーに関わっていきたい、関わる人を増やしたいと思っています。

「愛されセラピスト」と聴いてイメージするのは、どんなセラピストさんですか？

♪自分で自分を癒せている人。

このようなセラピストさんは、何をやっても上手く行くと思います。

愛されセラピストとしての３つの心得

心得１：生徒さんへのアフターフォローを大事にする

心得２：恩送り

心得３：社会人としてのマナーを大事にする

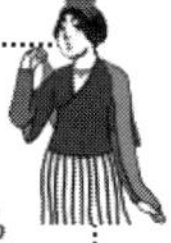

自分の中心が癒されたとき、人は癒しを感じる

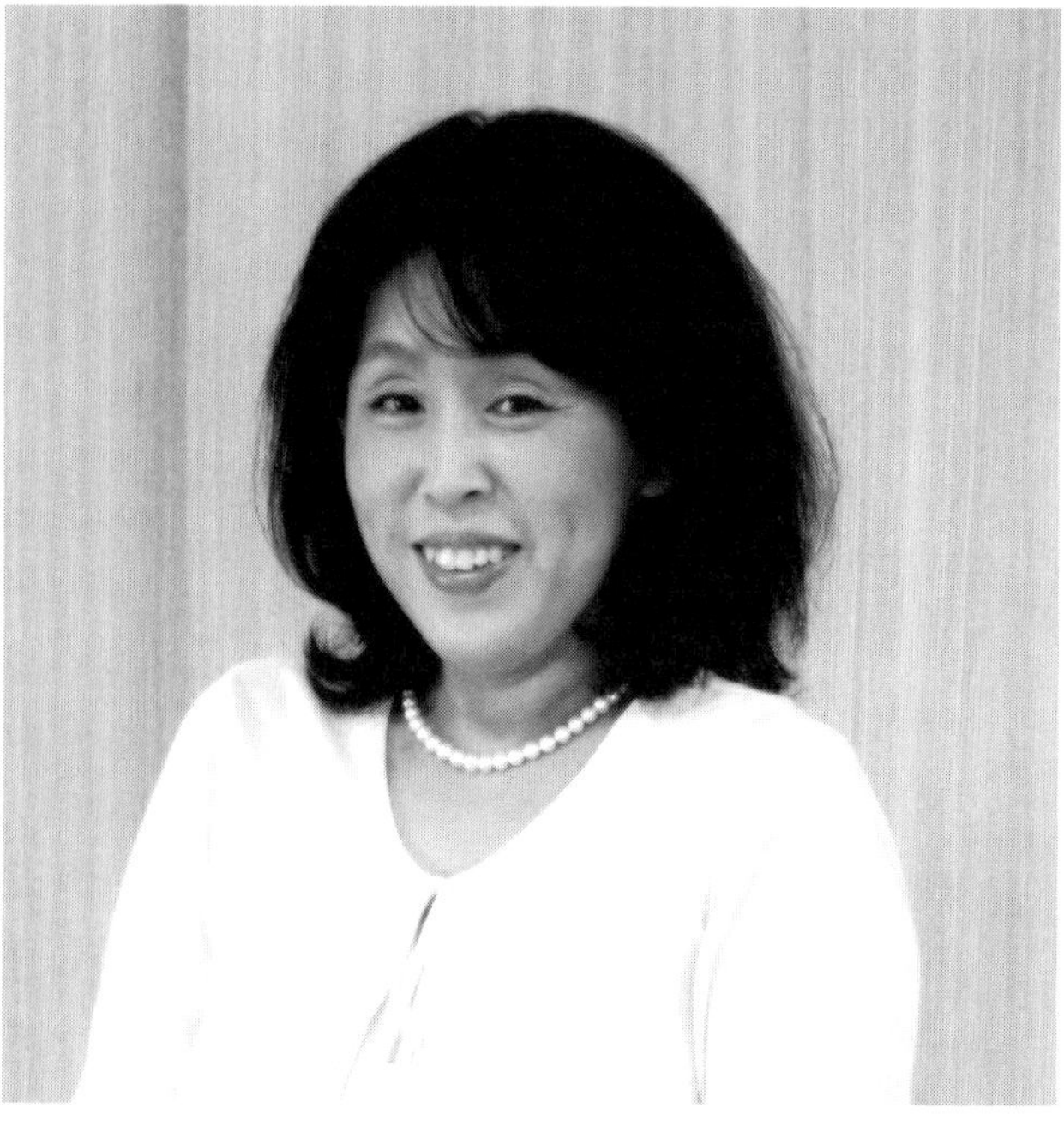

モデル④『ママセラピストのリアル〜出産と育児とお仕事と〜』

ヒーリングサロン主宰　坂倉玖美さん

本書のテーマは「社会のお役に立つことと仕事との両立」です。どちらかと言えば、仕事と育児の両立よりは、仕事と介護の両立がテーマとなっている世代かもしれません。しかし、その世代の方が生徒さんを養成するようになったとき、またこれからのセラピスト業界を考えるとき、若いママ世代がセラピストとして輝けるモデルも必要だと思い、坂倉玖美さんにお話を伺いました。

どんなことをされていますか

イギリス発祥のカラーセラピー「オーラソーマ®」を中心に、ホロスコープ・フラワーエッセンス・アロマセラピー等のセッション、講座、ワークショップを開催する、ヒーリングサロンを主宰しています。

きっかけや仕事への想いとは

「オーラソーマ®」の哲学を深めていくうちに、仕事になりました。最初は、通っていたヨガの先生に「資格取ったんです」とお伝えしたところ、「それなら教室で講座やって！」と言われ、引き受けたのが最初です。

好きなものを追究することが、ただ楽しく、その学びを必要な人にシェアする、という感覚だったので「セラピスト」という仕事について深く考えたことはありませんでした。子どもを産んで「セラピストで仕事する！」と決心がつきました。

仕事を貫く姿を見せることが、子どもへの、一番の教育だと感じるようになったからかもしれません。

活動される中での気づきを教えてください

意外と、仕事の説明を求められることが多いな、と感じます。例えば、保育園に子供を入れるときはもちろんですが、ママ友や育児サークルでの自己紹介などもそうです。

カラーセラピーは、「似合う服の色がわかるの?」と「カラーコーディネート」とごっちゃにされることが多いので、「カウンセリングみたいなことを色を使ってやっています」と言う感じで、お仕事のイメージができる言葉を用意しておくことは大事だと気づきました。

「愛されるセラピスト」と聴いてイメージするのは、どんなセラピストさんですか?

♪自分のキャラを知っていて、自己との調和・他者との調和ができている人。

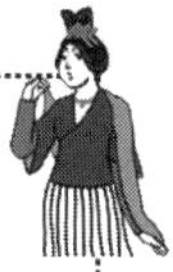

愛されセラピストとしての３つの心得

心得１：無理強いしない

心得２：クライアントを変えようとしない

心得３：クライアントのチカラを信じる

仕事にする決心がついたのは『産後』

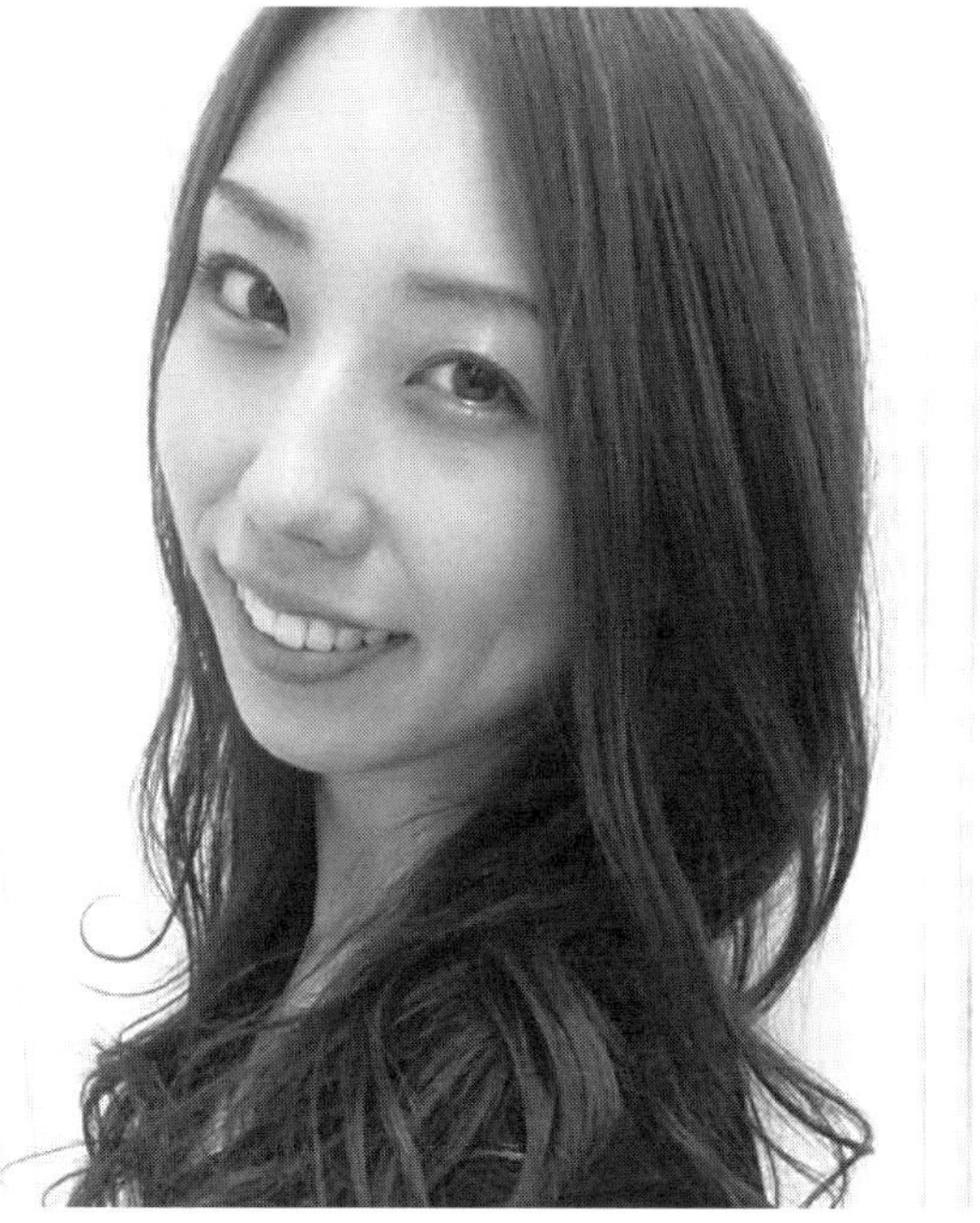

モデル⑤『カラーセラピーを社会課題に活かす働き方』

カラーセラピスト　ふじわらまりこさん

本書のテーマは「社会のお役に立つことと仕事との両立」です。人に関わっていく中で、人が育つ環境である「社会課題」が見えて来ます。また、セラピスト自身も、社会が抱える課題に直面することも往々にしてあります。そのとき何ができるのか？　セラピストとしてどう生きるのか？

カラーセラピーを「不登校支援」に活かす活動をしている、ふじわらまりこさんにお話を伺います。

どんなことをされていますか

カラーセラピストとして、色彩心理を使ったセッションや講座、ワークショップを行っています。

また、オリジナルの「心色リーディング」を使い、ママと子どもたちの関係改善のお手伝いと、フリースクールの運営をしています。

不登校支援を始めたきっかけは何ですか

10年間、学校の相談員をしていました。第三者の視点で「不登校」の子どもたちを見てきてわかったのは、「外に出たくても、急には出られない子がいる」ということ。そのためには、学校から離れた中立的支援者としての立場で子どもたちと関われる場「子どもたちが、一旦、外に出られる場所をつくろう」そう思ったのが、きっかけです。

仕事への想いとは

どの子にも、それぞれのタイミングがあります。
そのタイミングを逃さない！　そして、タイミングを逃さず手を差し伸べるために「身近な存在」でいたいと思っています。

活動される中での気づきをお教えてください

私は、娘が実際に不登校になったときに、「何もわかっていなかった」ことを知りました。「人に言えないことをオープンにしたい」と思ってらっしゃる親御さんのための「場づくり」も必要。あとは、私自身と繋がってもらうために、ホームページやブログで発信することで、「この人ならわかってもらえるかも」と感じてもらえることが大切なのだと思いました。

「愛されるセラピスト」と聴いてイメージするのは、どんなセラピストさんですか？

♪親しみやすさ、姉のような母のような、特別感はないが、お友達ではないバランス感のある人。

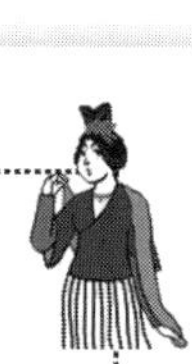

愛されセラピストとしての３つの心得

心得１：あきらめないこと

心得２：焦らないこと

心得３：クライアントのチカラを信じること

タイミングを逃さないサポートを

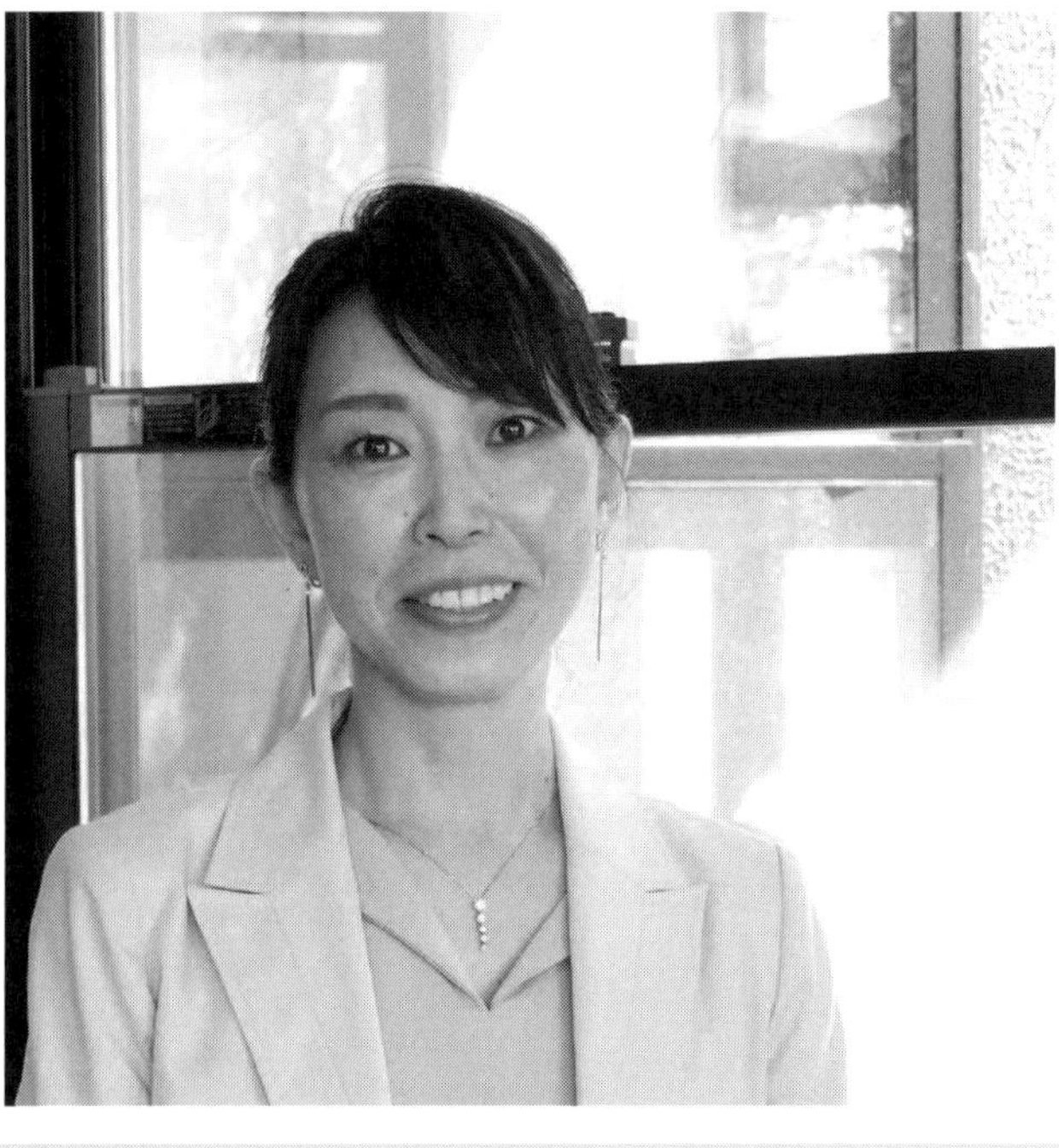

以上、5名の方のセラピストの物語はいかがでしたか？ あなたなりの「セラピスト物語」は、イメージできましたか？

セラピストとして、いろんな働き方があるということを知ることは、何もないところからスタートするよりもイメージしやすく、参考になったのではないでしょうか。

この章の最後に、5名のお話を聴きながら感じた、5名の方の「セラピストとしての強さ」をお伝えすることで、参考になることもあると思い、私の目線でお伝えさせていただきます。

「リボンとアイシングクッキーの教室」石川香さんの華奢な体でやわらかな雰囲気は「ザ・癒し系」なのですが、行動力が半端ない！ 人に会いに行くパワーも半端ない！「外に出れば出逢う！」を見せてくれる人です。

「カラー人を育てるスクール運営」畑中弥生さんは、「色への想い」と「色が好きという想い」を、誰もがわかる言葉で言語化できていることが凄いです。言葉化へのあくなき探究心は、「育てる人」には必須なのだと感じました。

「自宅以外の場をサロンにして活動を続ける」アロマセラピストの高橋優子さんは、とにかく「素直」自分の軸があると「ぶれること」への不安がない分、安心して素直に行動ができるのだということを、学ばせてもらいました（私も素直にならないと 笑）。

「ママセラピストのリアル」を語ってくださった、坂倉玖美さん。インタビュー当日も、赤ちゃんを抱いての取材でしたが、お話をしていて「余裕がある」のを感じました。きっとご自身が「セラピーと仲良し」だからなのだと思います。真摯な姿勢は、ヒト・コト・モノに伝染していきますね。

「カラーセラピストを社会に活かす働き方」をお伝えくださった、ふじわらまりこさん。5名の中では、一番深く関わっているセラピストさんです。彼女を一言で表すと「対象に一途」ということ。ずっと「お母さん」ずっと「子ども」です。この一途さが地域を動かすのだと、彼女を見ていて感じました。

5名の皆さん。本当にありがとうございました。

それでは、改めて5名の先輩セラピストさんにお聞きした「愛されるセラピスト」のイメージを、おさらいしておきます。合わせて、関連のある章も書いておきますね。

♪優しい笑顔で話を聴き、必要なときにそばにいてくれる人（第2章「セラピスト的トリアージ」）

♪的確な言葉で背中を押してくれる人（第6章「育の章」）

♪又、逢いたい、一緒にいたい、関わっていたい、総じて「必要とされる人」（第7章「繋の章」）

♪自分で自分を癒せている人（第4章「癒の章」）

♪自分のキャラを知っていて、自己との調和・他者との調和ができている（第5章「知の章」）

♪親しみやすさ、姉のような母のような、特別感はないが、お友達ではないバランス感のある人（第6章「育の章」）

次の章からは、「愛されるセラピスト」として、セラピストのお仕事で信頼されて長く続けるための秘訣を、余すことなくお伝えしていきたいと思います。

第2章

「クライアント脳」から「セラピスト脳」へ変換せよ！

秘訣②「クライアント脳」から「セラピスト脳」に変換する

セラピストになったきっかけ

私はよく、出逢ったセラピストさんに「セラピスト」として歩み始めるきっかけをお聴きします。そこでセラピストになったきっかけは、大きく分けると、次の3つの答えが返ってきます。

①自身の悩みをセラピーで解決してもらった。「今度は私が！」と、セラピストの道を歩き始める。
②たまたま子どものPTA講座、また、市民のための生涯学習の講座に参加して、セラピストと出逢い「面白そう」と興味を持った。
③手に職を！　と考えて探している中で「セラピスト」という資格に出会った。

③の方は、最初から「セラピスト」の世界に入っているので、クライアント脳からセラピスト脳へと言われても、あまりピンと来ないかもしれませんが、②の方で、講座を受けた後、講師の方のところへ、クライアントとしてセラピーを受け、①の方同様に、クライアント（セラピーを受ける側）から、セラピスト（セラピーをする側）に、立ち位置が変わる、という段階を経て行かれる方もいらっしゃいます。

この立ち位置が変わる段階で、ご自身の「セルフイメージを変える」必要が出て来ます。ちなみに、「セルフイメージ」とは、簡単に説明すると、「あなたが、あなた自身をどう認識しているか？

どんな人だと思っているか？」という、ご自身に対するイメージのことです。

心理学の世界では、人生において「セルフイメージ」が大きく影響すると言われています。

「セルフイメージを変えるということ」は、本書の中でも大切なキーワードになりますので、覚えておいてくださいね。

セラピスト業界に入ったきっかけ

ちなみに私が、セラピストの業界に入ったきっかけは、少し変わっていて、もともと、相談を持ち掛けられやすい性格をしていたのか、色んな相談を受けて、アドバイスしているうちに「それは、藤川さんだからできること。私には無理」と言われることが、増えてきたのです。

そこで、私は、「それじゃ～私の意見の入らない「何か別のもの」からのアドバイスなら、納得して聞けて行動できるのね」と思い、以前から興味のあった、カラーセラピーや、数秘術を学べる、スクールに行きました。

それまでの私は、セラピーとか占いとか、行ったことがないどころか、反対に「怪しい」とさえ思っていました。

そんな私が、今こうして、セラピストさん向けに、本を書いているというのは、何とも不思議な感じがしますが、そんな経験を持つ私だからこそ、色んな角度からセラピストの業界を見ることが、できたのだとの自負があります。

セラピストとして仕事をする人

セラピストとして仕事をする人は、そのセラピーに癒された。そのセラピーが好きだから。といった理由を上げる方も多くいます。自分を救ってくれたセラピーだから、今度は自分がセラピストになって、自分と同じように悩んでいる人を癒してあげたい、元気にしてあげたい。そう思ってセラピストの業界に入る人の気持ちは、とても優しく、尊いものだと思います。

クライアントとしても、自分と同じような経験をしたセラピストだからこそ「気持ちがわかってもらえる」と、安心して、あなたのもとへ通って来られると思います。クライアントの気持ちがわかり過ぎるほどのあなただからこそ、セラピストとして、お役に立てるのです。

この章では、「セラピスト」としての、お仕事をしていく上で大切な『軸』となるものを、お伝えしながら、クライアントからセラピストへと「セルフイメージ」を変えて、セラピストとしての視点に切り替えるお手伝いになれれば嬉しいです。

秘訣③セラピストをする理由を明確にする。「小さな根拠」でOK！

あなたがセラピストをする理由

セラピストというお仕事は、「今日から私、セラピストです！」と、資格を取れば、すぐに始められるものだからこそ、セラピストとして活動していくにあたり、じっくりと考えて欲しいことの1

つに「あなたがセラピストをする理由を明確にするということ」があります。

セラピーに出会うきっかけは様々あるにせよ、なぜ、自分がセラピストとしてのお仕事を始めるのか、またこのお仕事をしているのかを、時間をかけて、言葉にして欲しいのです。

私が、セラピストを養成する協会の代表として、また、セラピストさんの起業のサポートをするコンサルティングの場で、セラピストさんからいただくお悩みに、「資格を取ったあと、どう動いていいかわからない」といったご相談をいただきます。

資格を取るのが目的になってしまうと、取った後のことが考えられず、立ち止まってしまうのです。資格はあくまでも資格でしかなく、取っただけでは自己満足のままです。

その資格を、誰の、どのようなお悩みや、想いのお役に立ちたいのか？　立てるのか？　を考えることで、次に取るべき行動が見えてきます。

セラピストをする理由は、小さくてかまいません。むしろ小さいほうが、ハードルも低く、行動を起こしやすいですよね。小さな根拠でよいから「セラピストをする理由を、明確にすることが、なぜ大事なのか？」ということについて、少し、占い師としての私の経験をお話したいと思います。

占い会社に登録

私は、４年間、占い師の会社に所属していました。皆さんも、目にされたことがあるかもしれません。ショッピングモールのエレベーターホールなどのスペースを借りて、占いのお店を出して鑑定するスタイルでの、占い師の姿を見られたことはないですか？　あの感じの占い師です。

私は、占い会社に登録して、ブースに座るまでの「たったの2週間」で、それまで触ったこともない「タロット」を用いた鑑定をしなければいけなかったのです。先輩占い師がタロットカードを注文してくださり、私の手元に届いたのが、ブースに座る10日前でした。

面接時「え？　私、タロットしたことないですけど大丈夫ですか？」と、不安を伝えると、「大丈夫。あなたは数秘とカラーセラピーができるから、先ずは、そこからタロットのメッセージを読み解けばよいから…」と、タロット未経験者の私は、わかったような、わからないような指導を受けました。

実際は、その残された〈大袈裟ですが〉2週間の間に本を読み、ある程度の準備をして、お店に出ることをしましたが、先輩占い師の方からいただいたアドバイスに、とても安心したのを覚えています。なぜなら先輩のアドバイスには、私が『タロットを扱ってよい理由』があったからです。

あなたが、学んで手にしたセラピースキルを使って、何かに活かし、セラピストとして生きていく（行きたい）と思ったとき、あなた自身が、セラピーを「する理由」を考えることは、あなたが、セラピストとしてお金をいただくための「安心」を与えてくれます。

多くのセラピストさんが、資格を取ったのに、次の一歩が踏み出せない、どう動いていいのかわからないと悩んでしまう心には、「不安」があるからです。コンサルティングをしていて「不安なのだ」と感じるセラピストさんには、私はいつも、この占い師時代のお話をし、「大丈夫」という安心感を持って、現場へと向かってもらっています。

しぶとく行こう

＊ちなみに、占い師会社へのコンタクトは、ホームページ等で占い会社を検索し、「占い師募集」をしているかを確認します。募集してあれば、問合せをしてみてください。その際には、会社の指示に従ってくださいね。「電話で」と書いていれば、「電話で」問合せしましょう。

今は、占い師会社でも、カラーセラピーやオラクルカードのセッションなど、占い以外のものも扱っているところがあるので、確認してみてもよいかもしれません。

この行動だけでも、小さいけど大きな一歩です。たとえダメだったとしても、いつかの誰かのためのネタ」になるかもしれません。私は、占い師会社に電話で問合せをしたとき、「生年月日を教えてください」と、すぐに言われたことを、コンサルティングのネタにしています。しぶとく行きましょう！　しぶとくね！

秘訣④「お客様はなぜセラピーを受けるのか?」を常に意識する

あなたはセラピーを受けたことがありますか

「手に職を！」と探している中で、セラピスト業界と出逢ったあなたにお聞きします。

あなたはセラピーを受けたことがありますか？

受けたことがある方は、なぜ、セラピーを受けに行ったのか？　を考えることで「お客様はなぜ、セラピーを受けるのか？」その気持ちがわかるかと思います。クライアントだった経験のあるセラピストさんはどうでしたか、「癒されたいから！」「元気になりたいから！」が理由でしたでしょうか？　あなたは、どんな思いでセラピーを受けに行っていたかを深掘りしましょう。

セラピーを受けにくる理由

セラピストとして15年、またセラピスト支援に携わって12年の私は、お客様が、セラピーを受けにくる理由は「癒されたい」「元気になりたい」だと思っていました。

ただ最近、強く思うのは、お客様は「癒されにセラピーを受けに来ているが、実はその先に、大切な自分、大切な人、大切なものや、ことのために、「がんばりたいから」セラピーを受けに来ているのだ！」と考えるようになりました。セラピーを受けたいと思う人は「自分はまだがんばれる！」と自分の可能性や人生に期待している人でもあるのです。

そして、セラピストからセラピーを受けることで、お客様は、もう1つ重要なことを思い出すのです。それは「自分は愛されていた」ということに気づくということです。

また少し、私の占い師時代の話をすると、占いのブースを覗く（この時点で占いには興味がある）のに、「占いすること」を選ばなかった人の中に、「どうせ占ったって人生変わらないし」と呟く方が少なくなかった、という経験がありました。

この経験からわかったのは、自分の人生を悲観している人（自分の人生に期待していない人）は、セラピストや、占い師の前に座らないということでした。ならば…セラピストであるアナタの前に座る人は、「人生を諦めていない人！」「頑張りたい人」なのです。そしてあなたは「頑張りたい人のために、あなたのセラピーのスキルを使って応援している人」なのです。

そして、あなたのセラピーを受けたお客様やクライアントは、あなたの想いと共鳴が起こり、循環し「愛されていること」を思い出し、また明日からの日々を頑張ろうと思うのです。

言葉で伝えること

誰もが「愛されていること」に気づくために、セラピーというものがあるとするならば、改めて、あなたにお訊きします。

「あなたがセラピストをする理由は何ですか？」「お客様は、なぜ、あなたのセラピーを受けに来るのでしょうか？」まだ、セラピストになりたての方は、「お客様にはこんな思いでセラピーを受けに来て欲しい」でもかまいません。お客様が、あなたのセッションや施術を受けたいと思うためには、あなたという存在が、お客様に認知される必要があります。知っていただくからこそ、あなたと出逢えるわけです。それには、お客様の心を知り、心に響く言葉を用意しなければいけません。

むずかしいと感じた場合、あなたのセラピーを受けられたお客様に、質問されてみるのもよいかもしれませんね。

いろいろと、集めたら、最後は言葉にして、お伝えできるようにしておいてくださいね。

秘訣⑤あなたなりのセラピストの定義と理念を言葉化しておく

セラピー・セラピストとは

セラピストには、「あなたの行うセラピーの定義」と「セラピストって何、どういう人のこと?」という定義を、言葉で説明できるようにしておいてほしいと思います。なぜなら、それを明確に答えられるセラピストさんが少ないからです。

そして、意外と訊かれるシーンが多いです。

「セラピストをする理由」が、あなた自身のセラピスト像なら、「セラピストとは?」を考えることは、あなたのセラピースキルと、セラピスト以外の一般の人が持つイメージに、ズレがあるからです。一般的なセラピストのイメージは、「癒す人」という、なんだかぼんやりとしたイメージだと思います。

「セラピスト」という言葉を、明確に定義している文章にも、なかなか出会えないのですが、だからと言って「曖昧」なままでは、私たちセラピスト側が意図する想いと、これから出会うクライアント(セラピーを受けたいと思っている人)の期待とに、齟齬《そご》が起きてしまいます。

そうならないように、あなたなりの「セラピストとは?」を、言葉化し伝えられるようになっておく必要があります。

テンプレートの活用

とは言っても、多くのセラピストさんが、「言葉化・言語化が苦手」と言われるので、私が、「おうちセラピスト養成塾」で使用している「テンプレート」を、次に紹介しておきますので、テンプレートの（　）の中を、ご自身のセラピースキルや、想い、お客様（クライアント）が受け取れるメリットなどに書き換えてつくってみてください。

そうすることで、少しぼんやりしていた、あなたというセラピスト像の輪郭が見えてくると思います。そうなってくると、段々とあなたの脳は、クライアント脳からセラピスト脳へと変換されていきます。

テンプレート

『私○○（あなたのお名前）は、クライアントに（心と身体に、真摯に向き合い）（○○↑あなたの扱うセラピー名）を通して、目の前のクライアントや、社会の（悩みや不安）に寄り添い、（○○○↑の実現）を目指すために、セラピストというお仕事をしています。

名前

いかがですか？　言葉は埋まりましたか？　口にするごとに、言葉は磨かれていくと思いますが、最初に言葉にした想いは、あなたのセラピストとしての「あり方の種」になりますので、大事に育ててくださいね。

ちなみに、私のセラピストとしての定義は、「目の前のクライアントに心を合わせ、セラピストが、持つ個々の癒しの技術（セラピースキル）を使い、愛と責任で寄り添える人」としています。

人を癒すセラピー力

人を癒すセラピーという力は、本来は誰しもが持っている能力だと、私は考えています。

しかし「セラピスト」と名乗る人には、それぞれに扱うセラピーのスキルを持っていて、そのセラピーに対する専門的な知識や想いがあります。

だから「セラピスト」というお仕事をされているわけです。

あなたが、よいと思うセラピーのスキルを存分に活かし、あなたと出逢ったことで、クライアント自らが、自らの自然治癒力・自己治癒力を引き出し、クライアントの「愛されている存在だった」という気づきに貢献することで、クライアント自身と、その周りの方とのよりよい関わりに繋げ、明日からまた頑張れるようにサポートしてあげてください。

そのためには、セラピスト自身が、心と身体のバランスに気づいて、整えることを意識し、日々、継続的に行っているおくことが大切です。この辺りは「癒の章」で詳しくお伝えしますね。

次の秘訣は、セラピスト脳に変換するために、更に具体的な行動をお伝えします。

秘訣⑥セラピスト脳に変換する具体的な5つの行動

セラピストとしてソノ気になる行動

今まで、クライアントだった方に限らず、「セラピストでお仕事をする」と、決めた方にとって、「お金を払う人」から、「お金をいただく人」になるスイッチが、一番入りにくいかと思います。いわゆる「お金に対するブロック」です。お金に対する考え方については、第5章でお伝えしますが、ここでは、すぐにでもできる具体的な行動を5つ、お伝えしてみたいと思います。

【行動１】○○セラピストと名乗ってみる
【行動２】名刺をつくってみる
【行動３】メニュー表をつくってみる

この3つの行動は、いずれも、セラピストとして「ソノ気になる」行動です。私は、この「ソノ気になること」を、とても重要視しています。

なぜなら人間は、脳から指示が出ることで、身体が反応し行動へと向かいます。脳を動かすのに必要な刺激とは、言葉や、感情が大きく動く感動です。

脳に入る刺激が変われば、引き起こされる感情も変わり、行動も変わって来ます。なので、あなたがセラピストとして「ソノ気」になった瞬間から、時間は動き始めます。そのあなたを見て、周囲の人は、あなたを、セラピストとして認識し始めます（ちなみに、認識されたからと言ってお客さんになってくださるわけではないですよ）。ちょっとした行動の積み重ねが、あなたを「セラピスト脳」へと変換していくのです。

ベンチマークをする

【行動4】セラピストの視点でクライアントになってみる。

クライアントとして、セラピストのもとへ通っていたあなたは、セラピストの環境づくりなどは、もしかしたら見慣れていて、イメージしやすいかもしれません。

あとは、クライアントではなく、セラピストの意識を持って、セラピストのもとへ「お客様」として行ってみるのです。

自分以外のセラピストの、優れているところや、参考にしたいところを、自分のセラピーやサービスに取り入れることを、「ベンチマーク」といいます。この「ベンチマーク」によって、あなた以外のセラピストさんが、どのような価格帯で、どのようなセッション・施術をし、どんなサロン・セッションルームをつくっているのかがわかります。

何より大事なのは、「ベンチマーク」をすることにより、あなた自身の気持ちを、より具体的にお仕事のイメージを持たせることができることです。

セミナー等に行ってみる

【行動５】商工会議所の創業塾（セミナー等）に行ってみる。

商工会議所の創業セミナーや、主催の勉強会等に行くことも、体験として強く押させてください。

創業とは、お仕事を始めることをいいます。特に、これから起業される方との出逢いは、これからの支えになりますし、すでに起業されたちょっと先を歩く先輩の姿や言葉は、ロールモデルとして参考になると思います（第１章でご紹介した５名の方のも参考に）。

更に、男性経営者や、女性社長といった、従業員などがいらっしゃる方との出逢いは、とても刺激になります。

仕事に対する責任という面においても、やはり覚悟の大きさが違うので、是非、様々なキャリアの方に出会って欲しいと思います。会場でやりとりされる、名刺交換などは、実践のトレーニングにもなります。

実際の創業セミナーの中で「名刺交換の仕方」を教えられた、セラピストさんもいらっしゃいました。

セラピストといえど、普通の社会人と同じです。むしろ、何している人か？　わかりにくい業界だからこそ、キチンとして見せたいですよね。「失敗してもよい」「むしろ失敗して恥かくために行く」そんな場所が創業セミナーだと思います。

「そんなところ、もっと緊張するし行ったことないから行けない」ではなく、「行く！」のです。

秘訣⑦愛されるセラピストになろう〜なぜセラピストは愛される必要があるのか

愛されるセラピストになる理由

本書のテーマにもなっている『肝』となる考え方です。「愛されるセラピスト」になる必要性を、ド真ん中に落とせると、今後のセラピストライフが変わります。

通常のセラピストさんなら「愛される」ではなく「愛する」の間違いじゃない？　と思われたかもしれませんね。もちろん、「愛すること」は大事です。セラピストとクライアントの関係に限らず、人と人との関係性において「愛すること」はとても重要です。

では、なぜ、私が「愛されるセラピストになってください」とお伝えしているのか？　それは、セラピストという素敵なお仕事を長く続けていくためには、「愛される」というキーワードがとても重要だからです。なぜなら、あなたと同じセラピースキルを持ったセラピストさんは世の中にたくさんいます。

私は、カラーセラピストの業界が長いので、カラーセラピストの業界の話になりますが、少し検索しただけでも、カラースクールの数は、小さな「おうちスクール」などを入れれば「数万件」あります。カラーセラピストの業界でも、これだけいるのですから、「○○セラピスト」と呼ばれる人の数は、あなただけではないのが想像できますよね。同じスキル、同じ強みならば、セッション料金を比べられ、そこで選ばれてしまいます。「じゃ料金を安くして選ばれればいいのか？」といえば、今度は、お仕事として続けることが、難しくなります。それでは、せっかく好きで始めたセラピストのお仕事も、大切なお客様の心や身体も、支えることができなくなってしまいます。

ですが、もしあなたが、お客様から「あなたからセッションを受けたい」「あなたに施術をしてもらいたい」と言われる、愛されるセラピストさんになれれば、価格の競争に巻き込まれたりはしないでしょう。だからあなたが「愛されるセラピストになること」は、必須なのです。

お客様のため

選ばれるためには「愛されるセラピスト」になること、とお伝えしましたが、実は、「選ばれること」以外にも、大事なことがもう1つあります。なぜあなたが愛されセラピストにならなければいけないのか？　それは、あなたと出逢うお客様のためです。これは、第4章の「癒」の章でもお話することですが。セラピストのあなたなら『共時性』という言葉を聴いたことがあると思います。「シンクロニシティ」と言ったほうが、身近な言葉かもしれません。

愛されているセラピストにクライアントが、共感・共時することで、自分を愛せるようになります。私の話で恐縮ですが、私「ジブンが大好き」なんですね。講座やセミナーでもよくお伝えしているのですが、普通なら「そんなこと言って」と、いぶかしがられると思われるかもしれませんが、私が本気で言うものだから、それを聞いた受講生さんからは「自分を好きって言ってよいんですね」「自分を好きって言っても、人から叩かれない、むしろ、楽しませられると言うのを、初めて感じられました。私も言います」といったお声が、続々と寄せられたのです。

自分大好きが大事

更に、私のコンサルを受けられるセラピストさんで、結果を出していく人は、間違いなく「自分を好きになった人」です。

私は、セミナーの企画なども行うので、売れている講師や、コンサルタントの方とも、お会いする機会が多いのですが、選ばれている、支持されている、売れている、そして、「愛されている」方は、みなさん、「ご自分のことが大好き！」です。その姿は、見ていて気持ちがよいです。

そして、大事なのは、「自分のために自分が好き」というのは、もちろんですが、「自分好きであることが、お客様、クライアント、生徒のため」ということを、わかってらっしゃるのを感じます。

その人の持つ雰囲気、その人がつくる場の雰囲気・空気感。そこで、人は影響し合い、シンクロし合い成長していくのだということを、わかってらっしゃるのだと、企画者、主催者として感じることが何度もありました。

そして、自分を好きになること、愛することは、「場を癒すため」にもとっても大事なことです。

私はこのことから、お客様のために、私の生徒さんにもお伝えしますし、もちろんあなたにもお伝えしたくて、秘訣の1つとしてお伝えしました。

秘訣⑧愛されるセラピストはマナーも愛される♪

セラピストとしてマナー

セラピストとしてのマナーを考えるとき、あなたはどんなシーンを思い浮かべますか？約束を守ること・守秘義務。他への誹謗中傷はしないなど…。社会人として当たり前のことですが、セラピストのお仕事も同じこと。セラピストは周りから「心や身体のお仕事をしている人」と思われているので、日常のちょっとした「気遣い不足」が、一般の方以上に、信頼を、失うことに繋がりますので、意識したいところです。

ここでは、セラピストがお仕事していく上で欠かせない「報・連・相」と「イベント出店時のマナー」についてお伝えしておきますね。

報・連・相

「報・連・相」はセラピストになったあとも有効。ビジネスの基本は「報・連・相（ほうれんそう）」だと言われています。「報・連・相」とは、「報告」「連絡」「相談」の略で、仕事を円滑に進めるために必要不可欠なことと言えます。そして、この「報・連・相」がきちんとできることは、セラピストにとって、仕事を円滑に進めるだけではなく、お仕事に繋がる行動が、加速するための重要な役割を果たしていることを気づいていましたか？

私は、「かずいろ」という「数秘術」と「和の色相環」を軸に考案した、コミュニケーションスキルを扱う、ナビゲーター・講師の方を養成していますが、「報・連・相」がマメな生徒さんは、行動のスピードが速いと感じています。それは、きっと、コンタクトを取ったついでに、私と交わす何気ない言葉の中にある、アドバイスやエッセンスを、吸収しているからなのだと思います。私は、あまり小まめに師匠に連絡をするタイプではなかったので、今更ながら「勿体ないことをした」と思っています。本書を読んでくださっている方には、生徒側・師匠側と双方の立場の方がいらっしゃると思うので、それぞれにお伝えしておきます。

生徒側・師匠側の報・連・相

★あなたが生徒側の場合…師匠には、こまめに連絡を入れましょう。近況報告でもよいですし、「ちょっと連絡したくて」と、好きな人に連絡する感じでもよいでしょう。きっと、師匠は喜ばれると思います。

★あなたが師匠側の場合…生徒側からのアプローチは、どう考えても敷居が高いと思うので、ソコは師匠であるあなたが、生徒さんが「報・連・相」しやすいよう、お膳立てしてあげましょう。

①最初に、「いつでも報連相してね！」と伝えておく。

＊ちなみに、「報・連・相」のうちの、特に「連絡」については、「途中報告、経過報告、結果報告」

とあり、意外と「結果報告」ができていなかったり、繋いでいただいた相手への報告がなかったりします。「そんなこと？」と思われるかもしれませんが、愛されるセラピストは「そこまで」するから愛されるのだということを、合わせてお伝えしておくとよいかもしれません。

②ブログやSNSなど、生徒さんが連絡したくなるような発信をする（「こんな相談が届きました」と、相談をイメージできる内容や、相談してもよいのだという雰囲気づくりが大事。そもそも、何を相談してよいのかわからない生徒さんが多いのです。「実は私もです（汗）」）。

③ふと、生徒さんの顔が浮かんだら、「顔が浮かんだの」とメールやラインを送ってみる（疑似恋愛みたいな感じですね）。

人は、何度も繰り返し接触することで、好感度も高まり、関係が密になっていきますよ。

イベントへの出店時のマナー

セラピストの働き方の1つに、大小に関わらず、イベントに出店されるというセラピストさんも多いと思います。私もカラーセラピストとして、月に一度、カフェでのイベントに出店していましたし、振り返ってみれば、最初にカラーセラピストさんと接触したのは、家の近所の携帯ショップ屋さんでのイベントでした。

イベントは、他のセラピストや、お客様と出逢える大事な場所。あなたのセラピストとしての質も問われるイベントで、大事にしておきたいマナーをお伝えしますね。

・目的地には1時間前にはついて、近くのカフェなどで待機する

移動はできれば自家用車やタクシーではなく、公共の移動手段を使っていただきたいところですが、イベント等の荷物が多い場合もあるので、宅配などを上手に利用し、細心の注意を払って欲しいと思います。次に車でイベント会場に行かれる方の注意点を書いておきますね。

・可能であれば、事前にイベント会場までの道路の下見をする

当日の同じ時間、同じ曜日、降りるインター、車線変更など場所によっては、平日と土日で、全く道路状況が変わることがあります。特に商業施設がある道路や、大きな会社が入っている郊外の道路は、注意が必要です。

あと意外と盲点なのが「車線変更」のタイミングです。特に、初めて運転する場所などは要注意です。私は、前日までに夫に運転してもらい、車線変更をした同じ場所で、当日、自分で運転する際もするようにしています。

・予定時刻につけない場合は、必ず連絡をする

連絡後も状況を小まめに伝え、主催の方に心配かけないようにする。そのときは、慌てないことが一番です。また、事前に説明会などがあれば参加して、同じ出店者仲間と連絡先の交換などをしておくこと、今はSNSなどで発信することも多いと思いますが、繋がりは大事にしておきましょう。

・不特定多数の来場者イベント

例えば「女性限定」など、ご自身のセラピーを受けていただける方を、料金や時間と一緒に、ホ

ワイトボードや看板などに、「あなたの取扱説明書」風に書いておくのもよいかもしれません。

・アロマなどの「香るもの」の場合

飲食店でのイベントや、公共の会議室などを使用して開催されるイベントの場合、第1章のセラピストモデル③で登場していただいた、高橋優子さんの記事にもあるように、事前に主催者や、お店の方に「大丈夫ですか？」と確認することは必須です。

・できれば主催者目線に立ち、積極的に集客のお手伝いをしよう

余裕があれば、裏方などにも目を配れるとよいですね。主催者目線を養うことは、第7章でお伝えする「繋の章」にも繋がる、セラピストのお仕事においても重要なポイントとなります。

以上、いずれも、セラピストに限らず、仕事をする上での基本的なことであり、「当たり前」と思われた方もいらっしゃると思います。「当たり前」だからこそ、その「当たり前」を大事にすることが、愛されるセラピストとして、長くお仕事できる秘訣でもあります。

「マナー、もう忘れちゃっているかも」と、不安になったセラピストさんは、就活生が読む「一般教養」や「マナー本」に、一度、目を通されてみてもよいかもしれません。実は、私もそうしましたよ（笑）。

イベント時のマナーチェックリスト

・「報告・連絡・相談」はこまめに行う。

・「出店」するイベント会場には、前日までに一度、行ってみる。

・セラピストとしての「取扱説明書」つくって掲示するのもよい。
・一般の会社で使われる「マナー情報」を一読しておく。

秘訣⑨「愛されて仕事する！」と決める覚悟がありますか

なぜ覚悟がいるのか

この章の最後となる秘訣は、あなたの「セラピストとしての覚悟」にフォーカスします。

なぜ「覚悟」かというと、セラピストは、クライアントの身体や心、そして、魂に触れるお仕事だからです。

私の話をしますね。

私は、「1日でカラーセラピストになれる」という資格を取得し、カラーセラピストになりました。

私は、「1日で数秘術の使い手になれる」という資格を取得し、占い師にもなりました。

私は、「俳句のコンテストで大賞を獲った」ということだけで、俳句の先生になりました。

私は、「1日で取得できるセラピーツールを考案」し、資格を発行をする団体の代表をしています。

セラピー技術を取得する、という面では、とても簡単に手に入る資格ばかりを持っています。長い時間をかけて勉強をし、分厚い本を読み、高い授業料を費やし取得する国家資格を持つセラピストさんや、民間の資格でも、しっかりと基礎を学ばれたセラピストさんから見れば、「なんちゃって」

と言われるセラピストかもしれません。事実、私が、セラピー、セラピストの業界に入ったキッカケも、とても軽く、「セラピストになりたい！」というよりは、相談に来られる方の「根拠」になる「データ」となるものが欲しいな。くらいの軽い感じのものでした。書いていて恥ずかしくなったので、コレで止めますが。何が言いたいか？　と言うと…。

私も、最初から「覚悟」があったわけではありません。途中で、やめてしまいたいとの想いから、セラピスト業界から少し離れた時期もありました。それでも、今こうしてこの業界に戻って来ているのは、セラピストになった年の夏に、ある人に言われた言葉が、ずっと残っているからです。

社会にとって大事な仕事

言葉をくれた方は、お友達を亡くされた方でした。その方が、私が、癒しのお仕事をしているのを知って、こう言われたのです。

「仕事のことは詳しくわからない。でも、これからの社会にとって、とても大事な仕事になると思う」と。その言葉が、私のセラピストとしての、本当の意味でスタートになりました。

あの言葉から14年が経った今、日本の心の健康状態は、目をそむけたくなるような事件や事故、出来事に象徴されるように、必ずしも良好とは言えません。セラピストとして、胸が痛まないときはありませんし、無力さを感じるときもあります。もしかしたら、本書を手に取ってくださったあなたも、同じ想いかもしれません。もしかしたら、そのような想いを経て、セラピストの業界に飛び込もうとしている人かもしれません。どのような想いであっても、セラピストという仕事に、覚悟と誇りをもって歩いて欲しいと願います。セラピストは、社会にとって、大事な仕事なのですから。

セラピストよ、強くあれ

章の最後に、皆さんもよくご存じのマザーテレサの言葉を贈ります。
あなたが行く先々で、愛を広めてください。
あなたが出会った人たちが、
より幸せになって去っていきますように

私は、セラピストのお仕事は、単にお仕事、職業といったものではなく、「人としての生き方」なのだと、思っています。そして、セラピストという生き方を選んだあなたは、セラピストのときだけじゃなく、日々の暮らしの中でも、セラピストのマインドを持って過ごしている方が、多いと感じます。セラピストは、必要なときに寄り添い、クライアントが癒されたときには、これからのクライアントの幸せを願い、そっと離れます。この繰り返しです。そしてそれが、セラピストの愛であり、強さなのだと思います。強くなければ、痛みを持ったクライアントの心や魂を支えることはできません。強くあるためには「覚悟」が必要。そして、その覚悟を支え、セラピストとして社会のお役に立つためには「仕組み」が必要です。次の章からは、いよいよその仕組みとなる4つのサイクルの全体像と、愛されるセラピストが持つ9つのマインドを、お伝えします。

第3章

愛されるセラピスト
4つのサイクル
「癒知育繋サイクル」を
回そう！

秘訣⑩信頼されて愛されるセラピストキャリア4つのサイクル

第2章では、セラピストとして活動していくために、司令塔となる「セラピスト脳」に変換するための、「定義や理念、そして具体的な行動」について、あなたにお伝えしました。セラピストとしてスイッチが切り替わったと思います。第3章では、「愛されセラピスト」となり、人や社会にお役に立ちながら、お仕事として両立させていくための「セラピストキャリアのつくり方」をお話していきます。

セラピストキャリアのつくり方

あなたは、「ＰＤＣＡサイクル」という言葉を聞いたことがありますか？　『ＰＤＣＡ「Ｐ＝Plan（計画）」→「Ｄ＝Do（実行）」→「Ｃ＝Check（検証・評価）」→「Ａ＝Action（改善）」の頭文字」。会社や部署など大きな単位でも、プロジェクトや個人の作業でも、このプロセスを回し続けることで、よりよい結果を残すことができると言われています。（略）このサイクルをどれだけの回数回せるかで、ある期間における成果が決まると言っても過言ではないでしょう。（引用元：新人コンサルタントが学ぶ源泉フレームワーク20.／ディスカバートゥエンティワン）』とも言われるくらい、ビジネスの世界では、当たり前に使われているものです。

このＰＤＣＡサイクルを、意識、無意識関係なく使われているセラピストさんは、やはり行動も早く、事業の進行も早いのを感じます。そして、このＰＤＣＡサイクルを回しながら、活かしながら、愛されるセラピストとして、業界で活躍しているセラピストのキャリア構築を見ていると、あるサイクルを回していることに気が付きました。それが、第４章から始まる、「癒知育繫サイクル」です。

第４章から、セラピストとしてのキャリアをつくっていくための「癒知育繫サイクル」を、各章に分けて、１つずつお伝えしていくのですが、この第３章では、サイクルのポイントとなるもの、そしてサイクルの全体像、さらに、サイクルを支える「９つのセラピストの愛されマインド」についてお伝えしていきます。

愛されセラピスト４つのポイントと４つのサイクルとは

セラピストのキャリア構築に必要な「癒知育繫サイクル」は、「あり方」「魅せ方」「見え方」「考え方」の４つのポイントから成り立っています。そしてこのポイントを、セラピストのキャリア構築の悩みに寄り添う中で、気づき、考案したメソッドが「癒知育繫サイクルを回す」という「やり方」です。

ポイントとサイクルは「癒（あり方）」「知（魅せ方）」「育（見え方）」「繫（考え方）」という関係性をもっており、あなたのセラピストのステージに合わせて、サイクルを回していくものです。

このサイクルは、次の第４章から、各章にわけて、１つずつお伝えしていくのですが、サイクルの全体像を、もう少しお伝えしましょう。

・「癒」の章では、愛されセラピストになるためのメンタルを守るために不可欠な「あり方」の話。
・「知」の章では「自分を知る（ブランド創り）」と「人を知る（お客様設定）」。

〔図表１　信頼されて愛される「セラピストキャリア」４つのサイクル〕

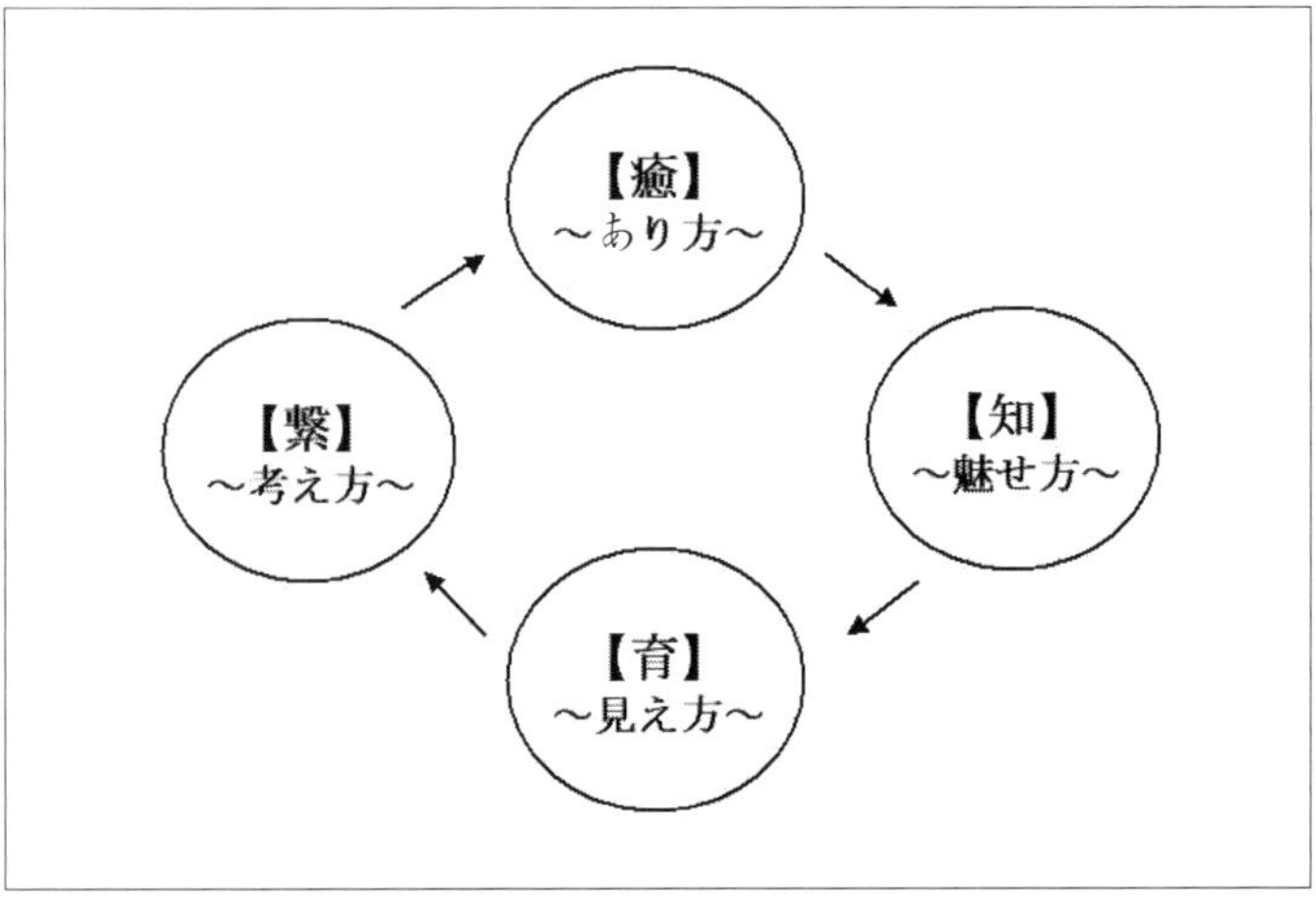

また少しだけ「社会を知る（役割）」のお話から、セラピストの「魅せ方」のお話をします。

・「育」の章では「学びの場を創造する」講師？・それとも主催者？　といった、セラピストとは、また別の角度での「見え方」を意識してセラピストステージをアップさせていくやり方をお伝えます。

・「繋」の章では、「考え方」を、ミクロ（自分）とマクロ（社会）の課題を繋げることで、市場を味方につけて、影響力を広げ、社会のお役に立てることと仕事の両立といった物語を描いていきたいと思いますので、楽しみに読み進めてください。

サイクルを支える「９つのセラピストの愛されマインド」について

セラピストさんの中には、はたから見ていて、どんなに上手く行っているように見えても、感覚や直感で動いてしまっている方が多いのです。もちろん「直感で上手く行っているのだからよいじゃない」とは思うのですが、人生、そんなによい状態が続いていく、ということもないですし、運や直感だけで上手く行っていると思っているセラピストさんも、実は「なんで上手く行っているのかわからない不安」も抱いているのです。なので、上手く行かなくなった途端に足が止まってしまうセラピストさんを、たくさん見て来ました。そこで、詳しくサイクルの話をする前に、サイクルを支える「9つのセラピストの愛されマインド」についてお伝えしておきたいと思います。

秘訣⑪愛されるセラピストが持つ「9つの愛されマインド」

セラピストの3つの悩み

「社会のお役に立ちながら、お仕事として両立させたい」と思っているセラピストさんに見られる、お悩みは、大きく分けると3つあることに気づきます。

①クライアントや仲間と出逢うためにどう動いたらよいのかわからない？（集客）
②どうすれば人や社会のお役に立ちながらお仕事として成り立つのか？（貢献と価格）
③恋愛・結婚・育児・介護との狭間の乗り越え方は？（ライフステージとの両立）

この3つのお悩みから見えてくるのは、セラピストというお仕事を選ぶ人は、単にお金だけではなく、「社会のお役に立ちたい！」という想いに溢れた、優しい人が多いということです。

前の章では、お客様に愛され長く続いている、愛されるセラピストさんになるために、欠かせない「軸」のお話をしてきました。しかし、どんなに立派な「軸」つくり、どんなに綿密な計画を立てても、行動に移さなければ意味がありません。そして、その行動を加速するために欠かせないのが「愛されるセラピストが使っている、９つの「愛されマインド」です。

この章では、「愛されるセラピスト」が持っている、９つの「愛されマインド」を、お伝えします。

英語でマインドとは、その人が持つ「知的な精神」のこと。プラスとマイナスの２つの側面があり、マインドのありようで人の行動は変わります。

この、９つの「愛されマインド」は、私がナビゲーターさんや講師を養成している「かずいろ」という「数秘術」と「和の色相環」をベースに考案した人間関係構築のための分析ツールから見られる「行動」や「特徴」を、今までにお逢いしたセラピストさんのお仕事につながる「マインド」としてお伝えしているものです。

最後に、まとめの「チェックリスト」も付けておきますが、あなたの日々の行動の振り返りや、人との関わりの中で「愛されマインド」が磨かれていくことは、「愛されるセラピスト」として、求められていくために、大事なポイントですので、参考になさってみてください。

「愛されるセラピストが持つ９つの愛されマインド」とは

①即行動を一生懸命。

②縁の下のチカラ持ちな人になろう。

③「好奇心」を持って学び発信する。
④心の基礎体力をつける。
⑤変化を恐れない柔軟な対応力。
⑥愛されるセラピストの母性力。
⑦戦略的な休息時間を設ける。
⑧豊かさと循環させて受け取る。
⑨完璧主義を手放す。

それでは、1つひとつ、具体的にお伝えしていきましょう。

秘訣⑫「即行動」を一生懸命！

売れていくセラピスト

私は、10年以上、セラピストさん向けのイベントや、勉強会を主催してきました。その中で、売れていくセラピストさんには特徴があって、それは間違いなく、学んだことや気づきを、学んだその日から「即！　行動」した人です。

例えば、「ブログの書き方セミナー」を受講してくださったカラーセラピストさん。セミナーの中で、「飾り枠」のつくり方を学びました。すると、セミナー当日の夜にはつくられていました。

そのセミナーには、20名近くのセラピストさんが参加してくださいましたが、セミナー当日の夜に「飾り枠」をつくられ、ブログにアップされたのは、そのカラーセラピストさんと、もうお一人の方だけでした。

そのカラーセラピストさんこそ、第1章のセラピストモデル⑤でご紹介した、ふじわらまりこさんです。

一生懸命に行動する

セラピストとして、愛されている人は、間違いなく応援される人です。どんなことにも一生懸命取り組む姿勢は、お仕事や人、そしてセラピスト自身の人生に対する「誠意」が感じられます。はたから見ていると、闇雲に頑張る姿が危なっかしく、思わず手を出してしまいそうになる心境は歩き始めた赤ちゃんに「がんばれ」と声をかけながら応援してしまう感じと似ています。

「一生懸命ってカッコ悪い」そんな風に生きてきた人が多い中、一生懸命に行動する姿は、目を惹きます。人は、自分ができないことをする人に憧れを持つものです。一生懸命動くことの何がよいかって、「周りの目を気にする余裕がない」ということ。人の行動が止まるのは、周りの目が気になったときです。「一生懸命!」に、そして「即!」の行動している人は、人と比べる時間がありません。

同じ比べるなら、人と比べるより、過去の自分と比べたほうが、成長に繋がります。

自信も実績も走りながら身につける！

セラピストさんに限らず、何かをやり始めようとするときに、人は、準備不足であることや実績がないことを理由に、なかなか始めようとしません。

「子どもが大きくなったら…」「もう少し知識が付いたら…」「お金を頂けるレベルになったら…」と、できない理由を並べたらいくらでも出て来ます。「やらなきゃ、いつまで経ってもできないし、実績もゼロなのにね。」って思います。大きなことでなくてよいのです。ブログに『枠』をつける。それだけで1つ「できる」が増えます。実績も同じです。あなたは、気軽に受けた相談にお応えして、すごく感謝されたことはないですか？　それも実績の1つですよ、とお伝えしたらビックリされるセラピストさん多いです。でも提供して喜ばれたのなら、お役に立てたのなら、立派な実績だと思いませんか？「小さなできた」が、積み重なって「大きな自信」へと繋がっていくのです。

日々の学びで得たことを、「即、行動」を「一生懸命！」やってみましょう。

秘訣⑬人に会い、人や場を支える、縁の下のチカラ持ちになろう♪

「人に会ってナンボ」の世界

「支える」という能力は、セラピストさんの強みの1つだと思います。

ただし、その「支えること」を発揮するためには、「人に会うこと」をしなければいけません。

セラピストさんの中には『『人』が苦手」という人も少なくないかもしれません。

実は私も、そして、仲間のセラピストに聞いてみても、「得意！」という人は、あまり多くいません。

でも、セラピストというお仕事は「人をサポートすることでお金をいただくお仕事」です。「人に会ってナンボ」の世界なわけです。

人と会い、あなたという人を知って、紹介していただいて、お仕事は生まれます。第1章でご紹介したモデルの皆さんも、そのほとんどの活動の広がりが「紹介」ですと言われていました。。

カウンセリングなど、ネットでのお仕事が可能なもの、メールなどの文章で完結できるものもありますが、人の心を扱うお仕事、人は苦手でもよいので「人と会うこと」は好きでいて欲しいのです。

「人と会うのが苦手！」なんて言ってはいられません（笑）。

人に会うのが苦にならないコツ

そこで「人に会う」のが、苦にならないコツがあるとしたら、知りたくないですか？

そのコツとは「役割」がある場所や、もしくは、自らが「役割」を買って出ると決めて参加する。というコツです。

例えば、モデルケースに出て来られた「アイシングクッキーとリボンのお教室」の、石川香さんは、ママ向けのイベントの主催者としての役割の中、様々なご縁からのご紹介をいただいて、その活動の幅を広げられています。

もちろん、主催者にならなくても、お子様がいらっしゃるセラピストさんなら、子ども会の役員や、ＰＴＡの役員などをして、人に出会うのもよいですね。学びが好きなセラピストさんなら、その学びの会で、またお勤めをしていて、週末だけセラピスト活動をされるという方も、懇親会の幹事をするとかでもよいですね。

要は、「ただ参加だけ！　ということはしない！」何か、お役をすること、縁の下のチカラ持ち的存在を経験しておくことで、顔を覚えていただけたり、普段なら、関わらない人との交流が増えます。無理やりにでも接触頻度が多くなるからです。

お仕事のご縁は人を介してやってくる

私は、以前、全国規模でセラピストを支援する一般社団法人の東海支部の理事をしていたことがあります。そのときに2度、来場者３００名規模のセラピーイベントを開催しました。そのときの私は主催側ということもあり、セラピーブースも出さず、裏方に徹していました。その後、そのイベントに出店してくださっていたセラピストさんからの声がけで、セラピストとして企業様のイベントに呼ばれるようになりました。これは私だけに限らず、このイベントから、すでに7年以上経過した今も、そのセラピーイベントに出店してくださっていたセラピストさんの間で、お互いに紹介をし合うという関係が続いていることを聞いています。

「お仕事のご縁は、人を介してやってきます！」陰日向関係なく、人や場を支える人を見てくれている人は必ずいることを、覚えておいてくださいね。

秘訣⑭「好奇心」を持って学び発信する！

学びの源泉は好奇心・好き

セラピストさんは「学ぶこと」が好きな人が多いと思います。クライアントの求めに応じるために、新メニューのために、新しいスキルを覚えること、学び続ける姿勢は素晴らしいと思います。

そして大事なのは、学びの源泉が「好奇心」「好き」であることです。

知識が足りないことからくる「不安感」や「不足感」。他のセラピストと比べた焦りからの学びではなく、「学びたい」「面白い」「楽しい」で、学び続けていくことです。

学ぶ姿は「あなたがあなたのセラピーの一番のファンであること」が、周りに認知されていきます。そして、人は、そのセラピーが本当に好きな人から、セラピーを受けたいもの。

第1章でご紹介した、セラピストモデル②の畑中弥生さんは、日本の老舗のカラーセラピストスクールの本部校として、たくさんの「色彩を生業とする方」の育成をされてらっしゃいます。

畑中さんは言われます。セラピストとして残っていく人は「色が好きなこと」が、ド真ん中にある人だと。畑中さんは、カラーの人なので、カラーセラピストとしての表現になりますが、これは、どのセラピストにも当てはまります。

「あなたが提供するそのセラピーのあなたが、一番のファンであること」は必須です。「好き」だと続けられます。続けるから「チカラ」がつくようになるのです。

あなたは、あなたのセラピーが好きですか？　その学びは「好き」からスタートしていますか？

秘訣⑮心の基礎体力をつける

コツコツ続けることの凄さ

あなたは、毎日、コツコツとしていることは何かありますか？

実は、私、毎日コツコツが苦手なタイプです。もし、読んでくださっているあなたもそうなら、きっとお友達になれますね（笑）。ちょっとだけ私のお話を…私は、小学生のときに、地元の岡山ではかなり有名なバレーボールの強豪校で、アタッカーをしていました。「毎日が試合ならよいのに！」と思っていた私は、「練習が大嫌い！」でした。

そんな私の性格は、大人になっても変わりません。しかも、なぜかビギナーズラックと言うのか、大して基礎を磨かなくても、ある程度のことは手に入れることができました。

その中でも一番の経験が、趣味の俳句で、某有名な飲料メーカーさんの俳句コンテストで大賞を獲る！　という経験でした。のちにその経験を活かし、「俳句の先生」としてカルチャーセンターで講師をすることになるのですが…そのカルチャーセンターで出逢った生徒さんが、「賞を取りたいからコツコツと毎日俳句を3句つくる」とおっしゃったのです。そして、コツコツとつくり続けられた結果、ビギナーズラックではなく、何度も選んでいただけるようになったのです。

その生徒さんの姿を見て、「コツコツ続けることの凄さ」を見せていただいた私は、私自身も、何かコツコツとやって行けるものを…と思い、「毎日ブログを書く」というブログセミナーを受講し、コミュニティーに入りました。そのコミュニティーに入ったことで、気づいたことがあります。

それは…。

セラピストの世界でも、長くお客様に支持されるセラピストさんには「毎日コツコツ、ブログを書いている」という共通点があることでした。しかも、「数年単位」という長い期間書いていること、に気づいたのです。セラピストって凄い！　と思いました。

心の体力づくりをする

では、「なぜ、コツコツ続けることが大事なのか？」

私自身が、毎日、ブログを書いてみて思ったのですが（今も継続中です）、毎日、自分の仕事について、自分の想いについて、また、クライアントさんに役立つ情報などを「書き続けられる」のには、モチベーションという「動機づけ」や「目的意識」も大事ですが、書くことによって起こる「癒し＝心が癒されていくこと」に、その理由があるのではないか？　と思うようになりました。

「ブログを書くこと」は、「文字による心の見える化」です。人は、見えないものには不安を覚えますが、見えるものには安心します。そして、自分の想いを再認識、再構築でき、大きく揺れることなく、クライアントさんの心と身体に向き合えることができます。揺れない分、心の消耗は減ります。

私は、「毎日ブログ」の師匠に、「ブログは仕事」と教えていただきました。セラピストさんの中にも「ブログは仕事」と、位置づけている方が何人もいらっしゃいました。ブログでなくてもかまいません、毎日、仕事に繋がることをコツコツ続けて「心の体力づくり」をしていきましょう。

秘訣⑯変化を恐れない柔軟な対応力で「まさかの坂」を乗り切る

そのセラピーは誰のものか

現代社会は変化の大きな社会です。情報１つとってみても、昨日は正しかったことが、今日は間違っていたということも、珍しくありません。その情報に右往左往して、心が乱れ、身体も乱れてしまうことで、クライアントがセラピストの門をたたく、ということもあるかもしれませんね。

では、心や身体が乱れてしまったクライアントを、ケアする側のセラピストはどうでしょう？

セラピー、セラピスト業界でも、新しいセラピーが次々と出て来ます。新しいものは目を惹くので、「最近、このセラピーよく見るな。人気なのかな」と、焦ってしまい、養成講座に通うセラピストさんもいらっしゃるかと思います。

ビジネスの世界には「先行者利益」という考え方がありますので、新しいものを取り入れるということは、悪くないかもしれませんが、ちょっと待って！

「そのセラピーは、誰のためのものですか？」ということに、日々立ち返ってみて欲しいのです。

癒しと医療を繋ぐ

例えば、私は、「癒しと医療を繋ぐ」というコンセプトで、ＮＰＯの理事長をしている関係で、お医者様をはじめ、医療に携わる方とお話する機会が多くありますが、その方たちの選ぶ視点は、やはり「どれだけ1つのセラピーに深くかかわって来たか？」「どんな課題に取り組まれて来たか？」という視点で判断をされているのを感じます。

もちろん「エビデンス」を大事にはされていますが、それよりも「真摯に向き合う姿勢」に対する評価の高さを感じます。

では、だからと言って、セラピストが「このセラピーしかない」と思えば、視野も狭くなります。何かあったときの初期行動が遅れます。第4章でお伝えする「セラピスト的トリアージ」の視点が、必要となります。

柔軟さを持つためには、「変わらないこだわり」と「変わってもよい柔軟さ」のバランスが大切。そのためには、真摯に自分のセラピーと向き合いつつ、第4章でお伝えする「セラピスト的トリアージ」を参考に、連携先を知り、繫がる努力をし、「確かな情報を確かめられる人脈の構築」を意識しておくこと。

そうすることで、何が起こっても対処できるようにリラックスできますし、客観的に物事を見るクセが身につき対応することができるようになります。

人生の「３つの坂」

人生には、「３つの坂」がある。という話を聞いたことはないでしょうか？

「のぼり坂」「くだり坂」「まさかの坂」です。

これは、セラピスト自身の人生でも起こり得る出来事です。

この「まさかの坂」で慌てないようにしておくことも、セラピストとして、あなた自身の人生としても大事なこと。しいては、クライアントさんのためでもありますね。

「まさかの坂」に対応できるあなたでいよう！

秘訣⑰愛されるセラピストの母性力。愛を持って育てる

生徒さんへの愛

第６章の「育の章」にも繫がるのですが、セラピストのキャリア構築の１つに「セラピストを育

てる養成講師」という立ち位置があります。

1対1でセッションを行っていたセラピストが、1対1や、1対多の講師をすることは、セラピストのキャリアの構築にもなりますし、仲間も増えて、社会への貢献度も高くなります。そこで、講師として教える側のセラピストにとって試されるのが生徒さんへの「愛」。やはり、人を育てる場に「愛」は欠かせません。

人が成長していく過程で必要なものは、母性的な「愛」、父性的な「愛」の2種類です。母のような温かさと、父のような厳しさを兼ね備えた講師のもとで、生徒は安心して成長することができます。

特に「母性」という意味では、女性、男性に限らず、育成という面では欠かせないですし、人が育つ講師をされているセラピストさんの中で「母性」を感じなかった人は、1人もいません。

「愛を持って育てる」ということは、「人に興味・関心がある」ということ。

「愛の反対は無関心」という言葉を聞かれたことがあるかと思いますが、目の前の人が大事にしているものや、好きな色、育って来た環境など、人に対する興味・関心が広がることで、生徒さんへの理解も深まります。

あなたの中に生徒さんへの関心(すなわち愛)があればこそ、あなたから学んだ生徒さんにも「愛」が育まれ「愛されるセラピスト」として、社会に貢献できるセラピストになるのです。

秘訣⑱戦略的に休息時間を設け、自分の中にある資源に目を向ける

自分のケアにも手を抜かない

「癒の章」にも書きますが、セラピストさんは真面目で優しい人が多いです。大好きなセラピーをお伝えできる嬉しさと、求めに応じて人のために動き過ぎる性格上、セラピスト自身の心と身体を休ませるということが、苦手な方が多いです。

更に、頑張り屋さんになると、周りを見たり比べたりして、「まだまだ頑張らなきゃ」と、心と身体に鞭打つセラピストさんも少なくありません。

これでは、忙しい日々に、自分自身を顧みることもできず、自分の中にある資源を忘れてしまうことにもなります。

そんなセラピストさんに、私がアドバイスさせていただくのが「戦略的休息」という、考え方です。

少し、カッコイイ言葉のほうが、お仕事モードのセラピストさんには効果があるので、このような言葉で表現をしていますが、要は、「休むのも仕事のうちですよ」ということです。

大好きなセラピストという仕事を、長く続けようと思ったら、セラピスト自身が自分の心と身体のセルフケアするのも最も大事な仕事と言えます。

あなたが、崩れてしまっては、大事なクライアントをサポートすることなどできませんし、エネ

ルギーの循環が起こるセラピーの現場では、反対にマイナスとなってしまいます。クライアントだけじゃなく、自分の時間も大切にすること。当たり前のことを、できていないセラピストも多いようです。

少し、厳しいようですが、クライアントの心と身体を支えるセラピストだからこそ、ご自身のケアに手を抜いてはいけないのです。

秘訣⑲豊かさを循環させて受け取る

与えることと受け取ることを上手に循環させる

私がセラピストの業界に入って、一番ビックリしたことがあります。1つは、セラピストさんって、「なんて与える人たちなの！」という、その優しさの大きさに対してです。

それとは反して「なんて受け取りベタな人たちなの！」という真逆の印象も持ちました。

そして、気づくのです。この真逆な「与えること」と「受け取ること」を、上手に循環させている人が、愛されるセラピストさんに多いということをです。

人の「受け取る力」は、与えた側を幸せにします。「ありがとう」「嬉しい」「幸せ」で、受け取ってもらえると、与えた側の気持ちは豊かな気持ちになります。セラピストのあなたもそうではありませんか？「ありがとう」「癒された」そんな言葉を、クライアントさんからいただき、嬉しい気持ちになれるから、それを糧に、セラピストを続けることができるのではないですか？

「受け取れないあなた」は、この豊かな気持ちを、自分だけのものにしてしまっているのです。愛されているセラピストさんは、「ありがとう」で受け取り、豊かな気持ちを、クライアントや社会に循環させています。循環によって、愛される感度が伝染していきます。これは個人に限らず、イベント会場の場などでも、感じ取れるときがあります。

あなたは、豊かさを受け取れていますか？

秘訣⑳完璧主義を手放して繋がる

あなたと繋がりたいと思っている人がいる

ハッキリ言いますが、何もかも自分でやってしまうセラピストは愛されません！

隙がない女性が、恋のチャンスを逃してしまうように、完璧主義で頑張ってしまうセラピストは、「人が経験する、出逢いのチャンスを奪っている！」とさえ、私は思います。

本書のテーマは「人や社会のお役に立ちながら、お仕事として両立させること」です。そのテーマに惹かれて、あなたも本書を手に取ってくださったのではないでしょうか？

人は、誰しもが、人のお役に立ちたい、社会のお役に立ちたいと思っています。あなたが、人に甘えることで、お役に立てた喜びを、相手にシャアしているのです。

また「信頼する」「信頼される」という関係づくりは、あなたのお仕事を拡げてくれます。第4章の「セラピスト的トリアージ」でも出て来ますが、手放して、繋げる力があると、セラピスト自身の活躍の幅と、活動の充実度が変わります。自己への信頼、他者からの信頼、また、社会からの信頼の価値が、グッと上がります。

また手放すことで、必要な情報も入って来やすくなります。周りを見渡してみてください。あなたと繋がりたいと思っている人が、きっといますよ。

秘訣㉑セラピストは「ポジティブ」より「○○さ」

セラピストは明るくあることが大事

愛されるセラピストの9つの愛されマインドを読んで「あれ？　ポジティブがない」と思った方。鋭い！　この、9つのマインドには、ポジティブは入っていないのです。入っていないからといって、ポジティブが大事じゃない？　といえばそうではなく、めちゃくちゃ大事です。

では、なぜポジティブを入れなかったか？　それは、クライアントの心理状態をイメージしてみて欲しいのです。

もしくは、あなたがクライアントとしてセラピストの前に座ったとき、どうですか？　やたらと「ポジティブ」なセラピストさん…私は、苦手だと感じます。

もちろん、ポジティブになりたいときに求めるには、ありがたい存在ですよね。シンクロが働きますから。

そして「シンクロが働く」という面で言えば、セラピストが「明るくあること」は大事なことです。「明るくあること」は、セラピストの心が、曇っていないこと、光の状態であること、温かな状態であること、だということです。心の成長を植物に例えたらわかりやすいかしら。

クライアントの心の中にある「柔らかな新芽を、セラピストが、心の明るさ（あたたかでクリアな光）の状態であることで、クライアントの心と、シンクロを起こすのだ、と思う瞬間を何度も体験して来ました。

ポジティブさより「明るさ」と、本書では、お伝えしておきますね。

愛されるセラピストが持つ9つの「愛されマインド」のおさらい

9つの「愛されマインド」を読んで、「こんなこと？」と思われたかもしれません。「こんなこと」を日々繰り返すことで、安心され信頼を得ていくのです。ここでもう一度おさらいしておきましょう。

☑「即行動」を一生懸命！

☑人に会い、人や場を支える、縁の下のチカラ持ちになろう♪

☑「好奇心」を持って学び発信する！
☑心の基礎体力をつける。
☑変化を恐れない柔軟な対応力で「まさかの坂」を乗り切る。
☑愛されセラピストの母性力。愛を持って育てる。
☑戦略的に休息時間を設け、自分の中にある資源に目を向ける。
☑豊かさを循環させて受け取る。
☑完璧主義を手放して繋がる。

秘訣㉒「かずいろナビゲート」9つの波を上手に使ってしなやかに乗り切る

「かずいろ」ってなに？

セラピストのあなたなら「占いが好き」という方かもしれません。

私は、どちらかというと、そんなに占いが好きなほうではなかったのですが（笑）、癒しの業界に入ったキッカケは、２００６年当時、住んでいた広島で「数秘術」を学んだことでした。そして、そのあとすぐに、同じスクールでカラーセラピストの資格を取り、カラーセラピストとしての活動をスタートさせました。

その後、２００９年に愛知に拠点を移し、色彩心理を学ぶ学校に入り、そこで、色彩心理を学ぶのですが、色のキーワードが全く入って来ず、代わりに変換されるのが、数字の言葉でした。色と数字、そしてチャクラには繋がりがあるのだ！　と、直感的に感じ、カラーセラピストが、数秘術を扱うことができたら、クライアントさんのためにもなると思い、「数秘術と和の色相環」をコラボさせた「かずいろ」というオリジナルのセッションツールを考案しました。

ありがたいことに、この「かずいろ」は、講師やナビゲーターの方の活動のおかげで、多くの方に支持されています。私が住んでいる愛知を含む東海３県では、ＰＴＡや市民講座、結婚相談所や商工会など、色んな所でお伝えさせていただき、体験講座を受講された方は４０００名近くになります。その「かずいろ」の「数秘術」の「９つの波」部分を、意識し、上手に活用することで、セラピストのお仕事をサポートし加速させることができるので、少しだけですが、お伝えしておきますね。

仕事をサポートする「９つの波」

それでは、早速、お仕事を加速させる「９つの波」を出していきましょう。

計算は簡単です。その年の西暦にお誕生日の「月と日」を足して、１桁にするだけです。

例えば、１９７３年12月17日の人の今年２０２０年の計算式は、２＋０＋２＋０＋１＋２＋１＋７＝「15」となりますね。この数字を更に「１＋５」と足して一桁にします。そうして出てきた数字をイヤー数秘といい、この方の２０２０年のイヤー数秘は「６」で「６年目」となります。

しかし、１つ注意していただきたいのが1年間の考え方です。１年間の考え方は、あなたのお誕生日から、翌年のお誕生日の前日までになります。

したがって、12月17日生まれのこの方のイヤー数秘のスタートは、２０２０年の12月のお誕生日からとなります。数字は「１～９」と巡るので、この方の今は、１つ前の「5年目」ということになりますので、ココだけ注意してくださいね。それでは、イヤー数秘の解説です。

1年目『始める』今後の9年間を決める大事な1年。ゆっくりでいいので「歩み」を始めよう！

2年目『サポートをする』アドバイスに過敏になりすぎない程度に耳を傾け自らも人を応援する。

3年目『好奇心』自分の知的好奇心を刺激するものに素直に関わる。楽しい気持ちを優先にする。

4年目『地固め』前年までの3年間を振り返り、方針の練り直しと基盤づくりの忍耐の年。

5年目『変化する』情報収集に時間をかけ、タイミングを待つ。移動することで新しい出会いも。

6年目『育む』信頼と愛情が深まる年。家族や友人、身近な人を大事にすること。ご自愛も。

7年目『戦略的休息』プライベートの充実を図り精神を深ぼる時間に。より専門的な時間を持つ。

8年目『受け取る』今までの努力が報われる年。遠慮せずしっかりと受け取ることを意識すること。

9年目『手放す』人間関係や環境が変わりやすいとき、執着せず手放すことで次ステージへの準備に。

いかがでしたか？　数字はエネルギーです。流れを知っておくことで、次の章からお伝えするサイクルでも、無駄なエネルギーを消耗せずに済みます。

私自身、この流れに乗ることで、たくさんのサポートをもらいました。「流れ」を味方につけて、セラピストストーリーを楽しんでください。

第4章

サイクル1
「癒」の章
～プロを目指すなら
知っておきたい「あり方」のこと

秘訣㉓愛されるセラピスト「3つの癒しの視点」

3つの癒しの視点

なぜ最初に「癒」なのか？　セラピストの役割とは。

愛されるセラピストとしての役割を果たすために大切な「3つの癒しの視点」があります。

①自分を癒す。②人を癒す。③地域・社会と癒す、の視点です。

それぞれの視点については、これからの秘訣で書いていきます。

「癒し」を考えるときに、私なりに人の成長と癒しの過程を、考察したことがあります（図表2）。

人は、体↓心↓言葉（社会）の順に成長していきます。この成長の過程の中で、どこかで傷を負えば、1つ前の状態を癒すことで、また新しく動き始めることができます。

逆に、癒すときには、言葉（社会）↓心↓体の順に関わることで癒されていきます。一気に癒したいときには、体をしっかり休めるというのが、一番よいのです。人が癒され、成長するそれぞれの過程の中に、私たち「セラピスト」がいるというのが私の考えです。

その過程で様々なジャンルのセラピーが関わってきます。セラピーのジャンルを分けるのは、難しいのですが、ボディー系・メンタル系・美容系など様々あります。「心と身体に癒しを与える」様々なセラピーやセラピストの詳しいご紹介は、「秘訣㉖」の「セラピスト的トリアージ」で、ご紹介します。

〔図表２　藤川流：人の成長と癒しの過程〕

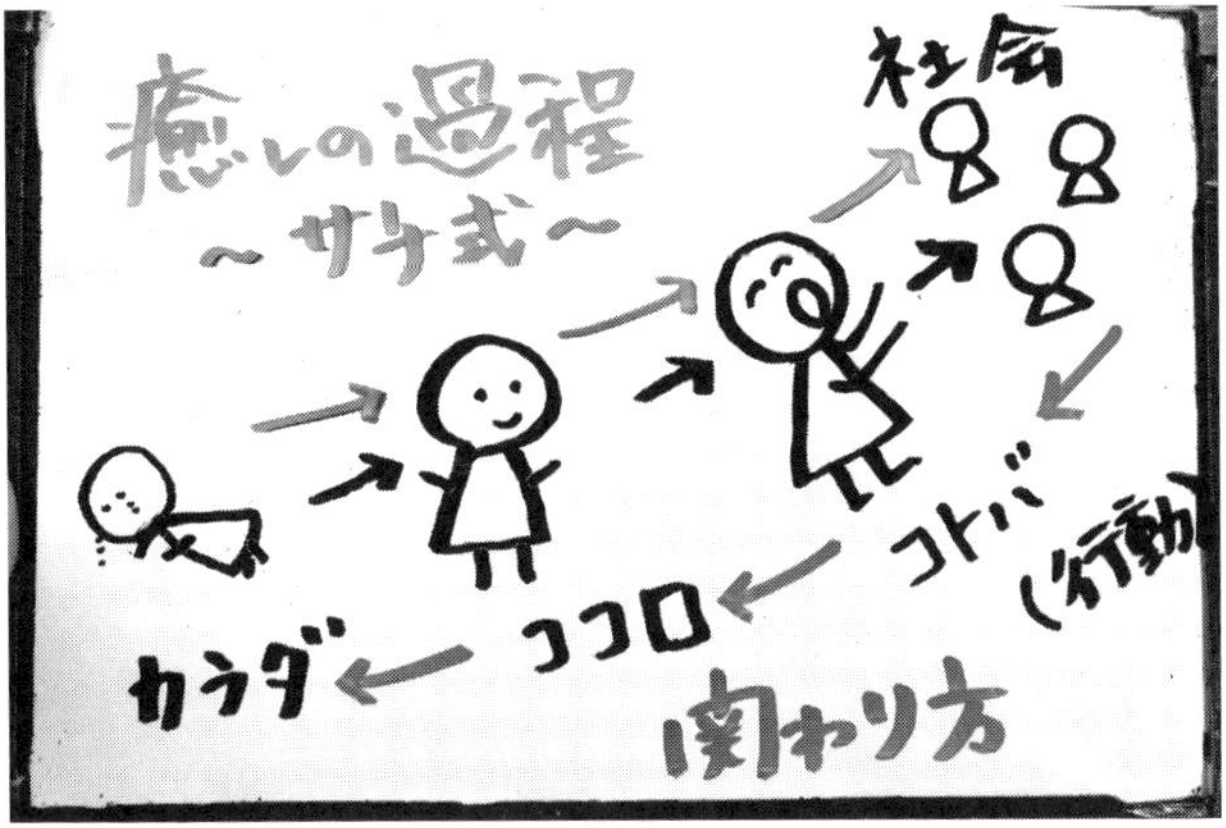

セラピストが、セラピー業界全体に目を向けることと、愛されるセラピストの３つ視点、①自分を癒す。②人を癒す。③地域・社会と癒す、をクライアントのためにしっかりと考えていきましょう。

秘訣㉔セラピストのメンタルヘルス　セラピストの「ご自愛生活」

五感を癒す

秘訣⑱では、クライアントのためにも、セラピスト自身のケアも大事とお伝えしました。ケアの方法は、ご自身のセラピーを使ってされている方もいると思いますが、プラスαで先輩セラピストが、どんなセルフケアをされているのかを、お聞きしたので書いておきますね。

♪自然などの大きなものに触れて五感を癒す

♪音楽でモチベーションを上げる

♪温泉に入ってボーっとする
♪趣味に没頭する
♪心地よい色に囲まれる
♪（人との連絡も控えて）1人になる
♪文字にして書き出す
♪美味しいものを食べる
どの方も「五感から癒す」ということを大事にされているようですね。
あなたなりの「セルフケア」で「ご自愛生活」してくださいね。

秘訣㉕人を癒すということ～人の「不」に対する心がまえ

人の気持ちや行動に対してジャッジしないこと

やってはいけないことはある。が、思ってはいけないことはない。これは、人の気持ちや行動に対する、私の姿勢です。要は、「ジャッジしない」ということです。セラピストとしての仕事の本質は、お客様の「不の解消（不安・不満・不足・不信など）」と、「よりよい快の向上」ですが、セラピストのもとへ足を運ぶクライアントの多くは、「不」の解消として、セラピーを受けられる方がほとんどだと思います。クライアントの主訴（悩み）に寄り添い、優しく背中を押すセラピストの存在は、クライアントにとっては、心強い存在になります。

セラピストの深い共感が、クラアントの心を導く光になります。ただ、セラピストも人間です。クライアントの心の状態が、セラピスト自身の過去の想いと触れて、思わずジャッジしてしまうこともあるでしょう。更に、気をつけなければいけないのが、クライアントの心に寄り添うあまりに起きてしまう「転移・逆転移」です。

これを防止するのが、前ページでも述べた「自分を癒すこと」と、クライアントの自己治癒力を信じる力、そして、人の悩みに対して「理解する」という姿勢が大事になります。

クライアントの「不」に対しては、「理解するだけ」でいいのです。

理解し寄り添う、でも、背負わない…。クライアント自身に癒しの力があることを信じるセラピストの心が、クライアントをよりよい方向へ導いていくのです。

秘訣㉖地域・社会と癒すということ「セラピスト的トリアージ」

セラピスト的トリアージとは

セラピストとクライアントとの、よりよい関係づくりのために、最初に考えて欲しいことがあります。それが「セラピスト的トリアージ」です。とても大事な「あり方」なので、是非一緒に考えていきましょう（セラピスト的トリアージとは著者の造語です）。

あなたは「トリアージ」という言葉を聴いたことがありますか？　実は、私も、セラピストであるにもかかわらず、医療従事者の仲間と出会うまで、知らなかったのです。「トリアージ」は、もともとは医療用語で、災害発生時の状況下において、患者さんの治療の緊急度によって、優先順位を付けて治療を行うことを言います。

最近では、医療ドラマの中でも「トリアージ」という言葉を耳にする機会が増えて来たようです。そこで、秘訣㉖では「セラピスト的なトリアージ」という視点を、あなたと考えてみたいと思います。

セラピスト的トリアージで大事なことは、次の３つ。

①「できること」と「できないこと」を決める。

②「繋がる」を考え、「繋げる」人を知って見つけて「繋がっておくこと」。

③専門窓口を上手に活用することを提案できること。

１つずつ説明しますね。

①「できること」と「できないこと」を決める

「できること」は、比較的簡単に、浮かんでくるのではないでしょうか？

では、「できないことを決める」というのは、どうでしょう？

実はセラピストにとって、「できないことを決めること」が難しいことなのです。

セラピストは「人の心や身体を元気にしたい。軽くしたい」という優しい気持ちでなられる方がほとんどなので、目の前のクライアントのことを自分1人で、なんとかしようとします。とても素敵な想いなのですが、時としてその想いが、判断を遅らせ、セラピストとクライアント双方が望まない方向へと向かってしまうことが起こります。

そのためにも「できないこと」を、最初にきちんと決めておくことが大事なのです。この判断は、セラピストのあなたの、スキルがないということでも、クライアントを見捨てる、ということでもありません。すべては、セラピストのあなたと、クライアントとの信頼関係づくりのためです。そのために、あなたがすべき必要なことが、次にお伝えする、「繋がる」を考え、「繋げる」人を知って見つけて「繋がっておくこと」になります。

②「繋がる」を考え、「繋げる」人を知って見つけて「繋がっておくこと」

これは、自分以外のセラピーは、何があるのかを知っておくことや、様々なタイプのセラピストと繋がっておくということです。癒しイベントなどで、積極的に出逢いの機会を得たり、今ならば、SNSのセラピストのコミュニティーに入られるのもよいですね。セラピーのお仕事は様々で、多岐にわたるので、なかなかすべての種類を把握することはできません。また、ジャンル分けも個々によってされていますので、セラピストが「私のジャンルはコレ！」と、お伝えするのは難しいかもしれませんが、私なりに「癒しのお仕事」として紹介されている数種類のサイトを参考に、ジャンル分けをしてみました。次に書いておきますので、参考になさってみてください。

心と身体に癒しを与えるセラピー

「ボディー系セラピー」ではアロマセラピーやリフレクソロジー、整体などがあります。「心理系セラピー」といわれるものには、ヒプノセラピーやカラーセラピー、アートやミュージックセラピーなどがあります。「美容系」になると、エステやタラソセラピーなども入るでしょうか。また、「エネルギー系」と言われるものには、レイキやフラワーエッセンスなどがあります。

また、国家資格を持ち、主に、病院やクリニックなどで働く、「医療系セラピスト」があり、理学療法士、作業療法士、言語聴覚士などです。最近までは、「医療系セラピスト」の国家資格は、身体に関する資格ばかりでした。

しかし、数年前に「公認心理師」という心の専門家の国家資格が誕生しました。従来からある臨床心理士と合わせて心の専門家が生れたのは、時代が「心の健康」に意識を向け始めたということでしょう。

その他にも、「植物のチカラ」を癒しに使うハーブセラピーや、「動物との触れ合い」によって癒しを提供するアニマルセラピーなども、最近、よく耳にするセラピーです。

「心と身体に癒しを与える」様々なセラピーやセラピストをご紹介しましたが、セラピストが、ご自身のセラピーだけではなく、セラピー業界全体に目を向けることは、セラピスト的トリアージとして大切な視点です。セラピスト同士が、互いのセラピーを理解し繋がり合うことは、クライアントのための大事なお仕事だと、私は考えます。

③専門の窓口を上手に活用することを提案できる

このことも、セラピストとしての大事な「あり方」です。

クライアントの、心と身体の健康を支えるのは、1人のセラピストだけの役割ではありません。医療機関を見てみても、医師にも専門があり、専門以外の患者さんは、他の医師に委ねることを行います。

セラピストも同じことが言えるのです。クライアントが持つすべてを抱え込まず、できること、できないこと、協力者と繋がる意識を持つことを、最初の段階で決めておいた上で、必要な機関にクライアントを繋げるために、専門の窓口を知っておきましょう。

（少しですが、情報を載せておきます。詳細は、お住いの地域の情報を参考にしてください）。

・18歳未満の場合は、児童相談所があります。また、学校にはスクールカウンセラーが配属されています。地域によってはスクールソーシャルワーカーや、キャリアコンサルタントなどが、配置されているところもあります。

・小学生の場合でも、学区のスクールカウンセラーや、相談員が応じてくれる場合があります。

・成人の場合は、各都道府県に設置されている、精神保健福祉センターが多彩な相談に応じてくれます。無業状態かつ就労に関することであれば、地域若者サポートステーション（対象年齢は、令和2年より15歳〜49歳）でも対応していただけます。

・どの年齢においても、問題が1つに定まらず、生活のこと、心のこと、対人関係のこと、お仕事のこと、勉強のこと、親子関係のこと…など、複雑に絡み合って、どこに繋いでいいのかはっきりしない場合には、各都道府県と政令指定都市にある、子ども・若者総合相談センター（～39歳）が相談に乗ってくれるので、よりふさわしい支援先を教えてくれるでしょう。

また、住む場所や経済問題など生活そのものが危ぶまれるなど、緊迫している場合には、各市町村にある生活困窮者支援窓口なども、アイデアをくれます。

職場でのトラブルやハラスメント関係も絡んでいる場合ですと、労働局の総合労働相談コーナーなどがありますし、公的機関だけとっても、実に様々な支援機関があります。

・外出が難しい方のために、専門的な相談員としての学びを受けて訪問支援サービスをおこなう、「アウトリーチ」という活動もあります（詳細は、お住いの地域の情報をご参考にしてください）。

我が家の話になりますが、私にも娘が心を傷めた経験があります。

そのときに思ったことは「まず、どこに相談に行ったらいいのかわからない」という状態が、クライアントや、家族の、思考を止め、行動を止め、心を不安にしてしまうということです。

セラピストの業界に身を置く私でも、家族に何かあれば、当たり前に悩みます。

ただ、幸いにも私には専門家の仲間がいました。色々とアドバイスをもらうことができました。おかげで迷いも少なく、安心して、娘の心に意識を向けることができました。情報は安心を運びます。

そんなときにも、セラピストの持つ情報で、クライアントの心をサポートしてあげてください。

秘訣㉗仕事の話ができる仲間を見つけよう！

あなたの気持ちをシェアできる仲間を見つける

セラピストを仕事にしたあなたは、「社長」です。どんなに仲のいいお友達や、ママ友がいたとしても、「社長」としてのあなたの気持ちをシェアできるのは同じ「社長」です。私の友人にも、女性経営者がいますが、彼女も私と話すとき「お友達との時間も大事だけど、同じママで、自分でお仕事をしている人との時間は貴重だ」と言われます。ぜひ、あなたにも、「仕事の話のできる社長や経営者の仲間」を見つけて欲しいと思います。

そこでオススメは、地域の情報や、人脈との繋がりが満載の公的機関を利用することです。実は、私、商工会議所の「創業セミナーフリーク」で、いろんな市の創業セミナーに参加しました。地域ごとに特色があり、同じ内容でも、講師の方の伝え方の個性によって、難しい話をいかにわかりやすく話すか？　の勉強にもなりました。セラピストのお仕事は、目に見えない仕事です。なかなか仕事が伝わりにくいので創業セミナーに登壇される先生の「論理的な話し方」は参考になります。

お金の専門家と繋がる

セラピストに限らず、経営者でお金の苦手な方は多いです。あなたもそうではありませんか？

だからこそ、「お金の専門家」と繋がっておくことは、セラピストとしてまた、お仕事の幅を広げていく上で不可欠なことです。意識して繋がりましょう。

繋がり方としては、どんな職業があるのか知りたいのであれば、書店に行って「資格一覧」の本を見て知るのもよいでしょうし、オススメは何と言っても、地域の商工会議所や商工会、ビジネス支援センターのようなものがあれば、そこには「起業」に関わる専門家の方がたくさんいらっしゃり、色々と教えてくれます。

しかも、ほとんどが「無料、もしくは低料金です！」高額セミナーに高いセミナー代を支払うことで、「元を取る」というモチベーションを持ち、頑張れる方もいらっしゃると思いますが、身近な施設を利用することで地域で活動する専門家との出会いや、地域ならではの情報など、得られるメリットもたくさんあります。

女性起業家の仲間～オンナの味方はやっぱりオンナ

地域の団体が主催する「起業支援の講座」やセミナーに参加すれば、地域の情報を得られ、尚且つ、地域で頑張る（頑張りたい）あなたと同じような女性起業家の仲間と出逢えます。女性経営者、女性起業家ならではの「孤独感」を減らすのは、やっぱり同じ女性です。しかも女性は「口コミ」が上手。あなたのサービスや商品を、宣伝してくれることもあるかもしれません。とにかく孤立しないこと！　１人で頑張らないことは、継続する上でも大切なことです。

秘訣㉘等身大で生きる今の自分がオールオッケー

あなたへのエール

この章では、「癒すということ」を、自分・人・地域社会の３つの視点で、見て来ました。女性が社会に出ることが、当たり前となって来ている時代。セラピストとして「等身大の生き方を貫くこと」を、難しく感じているセラピストさんも、いらっしゃるかもしれません。
「等身大で生きる」とは、身の丈を知っておく。ということです。

本書を手に取ってくださった、40、50代の女性の方が、多感な頃を過ごしたであろう時代は、男女雇用機会均等法が施行（１９８６年）され、女性は男性と同じように仕事する機会も増えてきた時代（もちろん十分とは言えませんが）。女性の人生は、「家庭に入る女性、結婚ではなく１人で生きることを選ぶ女性、子どもを産む、産まないなど、」生きる（働く）選択肢が増え、随分と選べるようになりました。これは、私の推測の域を出ませんが、女性が、自由に選べるようになった分だけ、また、男性と肩を並べ仕事をする分だけ、女性としての心を少しおいて来た…そんな女性も少なくなかったのではないでしょうか？　背伸びして戦って来た結果、少し疲れてしまった。それは、女性に限らず、男性も、そして、何より子どもたちも…。そんな中、バブルが崩壊、デフレ不況の波が到来、そんな時代の背景を受けて、「癒しブーム」が起こり、業界を先導してくださった、先輩セラピストのおかげで「セラピスト」のお仕事が注目され、「個人サロン」が生まれ、一気に広がったのが2006年頃。ちょうど、私が、セラピストになった頃のことです。

私は、セラピスト歴14年になりますが、その間、私と同じ時期にセラピストの世界に入った仲間の何人かが、セラピストの道をあきらめて、やめてしまった人、やめようとした人を見て来ました。せっかく自由に仕事を選べるようになったのに…です。もしあのときに、私がもっと早く、この本のようなことを知っていたら伝えられたのに…と、悔しい想いも持ちながら、この章を書いています。

この章で伝えたかったのは、今現在も現役セラピストとして頑張る方、これからセラピストになる方、何かを探している女性が、「今の自分が一番新しい。今の自分でオールオッケー!」そう言って笑って人生を楽しむ、お仕事へと向かうあなたの姿が見たくて書いています。とは言っても、どうしても辛いときだってあるでしょう。そんなときは、「このページを開いて欲しいな」と思い、この章の最後に、何人もの先輩セラピストさんから出た、あなたへの3つのエールの言葉を載せておきます。

①人と比べない
②焦らない
③未来を、あきらめない
です!

では、次の章では、セラピストとして、お客様から選んでいただくための「ブランディング」のお話をしますね。等身大のアナタで愛され選ばれる秘訣。ワクワクしながら取り組んでみてください。

第5章

サイクル2
「知」の章
～「愛されるセラピストのためのジブン色ブランディング」
魅せ方の秘訣

秘訣㉙「資格では愛されない」と心得よ！

資格ではなく、「あなたからセラピーが受けたい！」と言ってもらうために…

「セラピストになりたい！」と思った多くの方は、各種スクールの門をたたくと思います。そしてそのスクールや協会が発行する「ディプロマ」を取得し、セラピストとしての道を歩き始めます。

そして、そこで気づくのです。「資格だけではやっていけない」ということに。

なぜなら、資格や、セラピーのジャンルに興味があって来られたお客様は、価格で選ぶからです。「愛されるセラピスト」とは、資格ではなく「アナタにお願いしたい」「あなたがいい」と言って、選んでもらえることが大事です。

そのためには貴方ができることを言葉にし、価値を感じていただき、セッションや、施術をしてお金をいただく必要があります。ただ、ひと口に「セラピー」「セラピスト」と言っても、ジャンルが幅広いうえに、セラピストさんは、複数のジャンルにまたがって資格を持たれています。

あなたもそうではないですか？　それが、あなたを選んでもらいづらくさせている原因でもあります。秘訣②で、あなたのセラピーを「言語化すること」をお伝えしましたが、それは、セラピストとしてのあなたを、しっかりと認識してもらう必要があるからです。

あなたのセラピーを必要とされるクライアントに届けるために、この章では、あなたが、どんなことを提供できるセラピストで、そのセラピーで、誰のお役に立ち、どのようにお届けすればよいのか？　セラピストとして、そして、資格ではなく、信頼されて長く続けていくための「魅せる能力」すなわち「ブランドのつくり方」を、お伝えしていきます。

秘訣㉚働き方は「自由自在」愛されるセラピストでお仕事する５つのスタイル

おうちセラピストさんの定義

「はじめに」でもお伝えしている通り、私が応援するセラピストの多くは「おうちセラピスト」さんです。おうちセラピストさんの定義は、自宅や職場、地域を中心に、ご自身の暮らしの中で頑張ってらっしゃるセラピストさんです。秘訣㉚では、自分に合ったスタイルを選び、１つひとつの活動シーンに合わせた、セラピーの提供の仕方を、私の歩いて来たやり方や、第１章でもご紹介した、先輩セラピストのお話と合わせて、書いていきますね。どうぞ参考になさってください。

比較的、第一歩をスタートしやすいもの、また、すでにセラピストとして実績のある方で、挑戦していないことがあれば、是非、トライするといいものを紹介しておきます。そして、活動の中で気になるであろうことも書いておきますね。どのジャンルを選んだとしても、セラピストとして、セラピーを提供するスタイルは、大きく分けて、①おうち中心のサロンや教室の運営、②イベント出店、③育成講師、④執筆、⑤主催者、の5つのスタイルになります。

① おうちサロンや・おうち教室での、セラピストと講師（ネットを使っても可能）

セラピスト資格を取ったセラピストさんが、先ずは一番に考えるお仕事の形態です。特に私が住んでいる愛知県は、日本でも持ち家率が高い地域なので、「おうちサロン」や「おうち教室」の率が高い、と言われています。もちろん、名古屋などの都市では、会議室やサロンなどを借りて、セッションや施術をしたり、講座を開かれたりするセラピストも多いです。

おうちサロンや、おうち教室を開くときに、気になるのは、ご自宅の場所の公開や、一緒に住む家族との生活時間の兼ね合いといったところではないでしょうか？

一番の対策は「割り切ること」です。あるセラピストさんは、家族との空間に、お客様との時間の接点が重なり、上手く稼働時間がつくれないことを悩まれていました。そこで「できない」のではなく、どうしたら「できるのか？」と、おうちで開く利点と、ご自身ができることにフォーカスしたところ、そのセラピストさんは、「お料理がとても大好きで、お料理を振る舞いたい」ことに気づかれました。そこで、日中、多めに夕食をつくり、お仕事帰りにセッションを受けられた方と夕食を楽しむサービスをおこなってみることにしました。お客様にも喜ばれ、セラピストさん自身も、好きなお料理でお役に立つことと、お仕事の両立と家族との空間を生むことができました。「何ならできるか」にフォーカスすることが大事です。

②　イベント出店〜週末セラピスト（パラレルキャリア）

セラピストの働き方で、一番メジャーなのがこの働き方だと思います。イベントについてのポイントは、第2章でお話しましたので、そちらを読んでいただくこととして。「パラレルキャリア」という言葉は、聞かれたことはありますか？

お仕事をしながら、週末のイベントに出店や、お仕事が終わった後の個人の時間で、メールやズームなどのセッションなど、副業的にセラピストができる環境も、整って来ましたね。徐々にセラピスト1本で行かれる方もいれば、兼業のままで行かれる方も多くいます。パラレルキャリアは、複数のキャリアを持つことなので、お仕事だけではなく、複数の社会活動を持つ、生き方の1つとしての「セラピスト」という生き方を、考える方は、今後も増えて来そうです。

③　セラピスト講師（認定・養成・オリジナル）

セラピストキャリアのステップとしてのステージは、やはり「講師」になることだと思います。講師業については、様々ありますが、権威づけも含めて、現実的な歩み方は、カルチャーセンターの講師だと思います。

ご自宅で、スクールを開催されている方も、実は、カルチャーセンターでのお仕事をされている方は、意外と多く、新しいお客様との窓口にもなっているようです。そんなカルチャーセンターについては、第6章の「育の章」で、じっくりとお伝えしていきます。

④ 執筆

執筆というと、「本を出す」というイメージを持たれているセラピストさんは、多いかもしれません。でも、「本を書くこと」以外に、執筆というステージは、意外と身近にあるものです。秘訣⑮で、毎日ブログのコミュニティーに入って、「毎日ブログを書いている」と、お伝えしましたが、ブログも執筆です。ブログの師匠に「ブログは仕事」と教えていただいて、そのような想いで書いていたら、出版のお話をいただく流れにもなりました。

本の執筆は、最近の出来事ですが、私が、他のセラピストさんと少し違っていたのは、「執筆」というお仕事に早くに出会えたことだと、思います。

カラーセラピストを始めて、2年目には、知り合いがスタッフとして勤める整体のお店のクライアント様向けのニュースレターの1ページに、「色彩心理の記事」を書かせていただきました。セラピストをスタートさせて「話すのは苦手」なセラピストさんで、「書くことは好き」な方は、「書くことが好き」をアピールされたらよいと思います。「執筆」に限らず、すべてにおいて大事なのは「何ができる人か?」を、伝え続けることです。

⑤ 主催者

主催者と書くと、大きいことのように感じるかも知れませんが、簡単に言うと、主催者とは、「言い出しっぺ（笑）」です。あなたが、ご自宅や公共の施設を使って、セラピストや講師の方を呼んで、会を開けば、あなたはもう主催者です。

主催者という立ち位置は、是非、挑戦して欲しい立ち位置です。なぜなら、あなたが、出店するイベントも、主催者があってこそ成り立つもの。裏方を経験することは、あなたのセラピスト人生に、新しい可能性とお仕事を運んでくれます。主催者についても、第6章で、詳しくお伝えしますね。

以上、簡単に、私が、セラピストとしておこなっている、5つのお仕事スタイルをお伝えしました。第1章でご紹介した、名のセラピストのロールモデルと合わせて、イメージしていただければと思います。また、このお仕事スタイルは、並行して進めていくことで、より、あなたのセラピストのお仕事スタイルに、彩りが出るでしょう。

スタイルは、様々ありますが、どのスタイルにおいても、大事なのは「ブランディング」です。

ここからは、あなたのブランドづくりについて書いていきます。

秘訣㉛愛されるセラピストのブランドづくりは「ジブン色」

ブランディングとは

あなたも「ブランディング」という言葉を聞かれたことがあるかと思います。

「ブランディング」とは、簡単に言えば、「あなたがクライアントとなる人に見られたい姿」と、クライアントとなる人の頭の中にある、「あなたってこういう人。また、あなたならこうしてくれるはず！」というあなたや、あなたのセラピーに対するイメージをイコールに、することです。ブランディングによって、あなたと、あなた以外のセラピストの違いが、明確になるからこそ、あなたが選ばれます。

選ばれたいあなたの姿が、クライアントにきちんと届くために、何をするのか？　を考えることが「ブランドづくり（ブランディング）」なのです。

私が、セラピスト支援者として「ブランディング」の必要性を感じるようになったのは、今は解散してしまいましたが、セラピストの支援団体の理事になったときでした。全国規模のその団体の、東海支部の常任理事として6年間、活動をしていたのですが、その6年間で、数回ほど、来場者300人規模のイベントを企画し開催しました。そのほかの小規模なセラピーイベントに出向く中で気づいたのが、「ブランディング」の大切さです。

イベントの来場者は、お気に入りのセラピーブースや、気になるブースへと足を運びます。そのセラピストの持つ特色は、ブースにも現れ、来場者は、そのセラピストが持つ『「特色」＝「世界観」』に、足を止め、セッションを受け、イベントが終わった後も、本セッションや施術を受けに行かれ、リピーターになっていかれる。そんな流れを、いくつも観て来ました。

「セラピストとクライアントを繋ぐ世界観」この「世界観」こそが、本当の「ブランディング」なのだと私は思います。そして、私は、セラピスト自身が、等身大で愛されるブランドづくりという意味を込めて「ジブン色ブランディング」と名付けました。「世界観＝ジブン色ブランディング」

を構築し、伝え魅せることで、愛されるセラピストのあなたにファンがついてきます。

この章では、私がお伝えしている「ジブン色ブランディング」を構成するポイントを、幾つかに分けて、「秘訣」としてお伝えしていきますね。

セラピストとしての現状チェック

その前に、今を知ることで、次に何をすればよいのか？　どうキャリアを積んでいけばいいのか？がわかるので、今のあなたの「セラピストとしての現状」をチェックし「ジブン色ブランディング」に取り組む準備をしておきましょう。

①自分の強みや役割や特色はわかっていますか？
・強みや役割は、「あなただから」と選ばれるための大事なポイントです。
②どんな人の、お役に立ちたいかが明確になっていますか？
・どんな人の、どんな悩みの解決や、どんなことが応援できるのか？　ということです。
③魅せる言葉のつくり方を知っていますか？
・言葉は相棒です！　俳句の先生でもある私から、言葉の生み出し方をお伝えします。
④魅力的な肩書をつくっていますか？
・あなたという人がひと言で伝わる「肩書」や「フレーズ」のことです。
⑤お金を受け取るブロックは外れていますか？

秘訣㉜愛されるセラピストのジブン色ブランディングは「3つの知」で考える

ジブン色ブランディングで使う3つの知

ちょっと話がズレますが、あなたは、カフェなどに行ってランチを注文する際、ワンプレートのものに心惹かれませんか？　私は惹かれます（笑）。

単品でガッツリ食べたい男性と違い、女性は色んな料理をちょっとずつ食べたいという感覚だそうです。なので、女性が起業を考えるときに、よく言われる「絞ること」が苦手なセラピストさんが多いのです。「そうそう」という声が聞こえて来そうですね。私もそうでした。

そこで、その女性の性質を活かし「3つの知」で考える「ワンプレート思考術」と名づけ、セラピストの「ジブン色ブランディング」に合わせて、考えていきたいと思います。

ジブン色ブランディングで使う「ワンプレート思考術」3つの知は、

①自分を知る
②人を知る
③地域を知る。

です。

それでは、それぞれの「知」を、つくっていくのに欠かせない１つ目の「知」である「自分を知る（ジブンの在庫）」の棚卸をしていきたいと思います。

・強みや才能、想いを見つける５つの質問（ジブン在庫の棚卸リスト）

質問１　子どもの頃好きだったこと・嫌いだったこと（過去にフォーカス）

質問２　両親からもらったもの・もらえなかったもの（過去にフォーカス）

質問３　ずっと好きでできれば子どもの頃からやっていること（行動レベルで考える）

質問４　あなたの人生で多い「頼まれ事」は？（仕事になるヒント）

質問５　セラピストの仕事でどうして行きたいのか？（未来にフォーカス）

この５つの質問から、浮かんでくることを書き出し、図表４の「自分を知る（ジブンの在庫）」に振り分けていきましょう。

次に２つ目の「知」は「人を知る」です。あなたが救える人は誰？　どんな人のお役に立ちたいと思っていますか？　明確になっていますか？　ここでは、お役に立てるお客様を見つけにいきます。

「人を知る」～ターゲットを選ぶ

あなたが、どんなに魅力的で、よいスキルを持っていても、お客様がいないと、仕事にはなって行きません。ターゲットとは、あなたのお客さんになる人を言います。多くのセラピストさんが、ご自身のセラピーのことはアツく語れるのに、「あなたのお客さんとなる人はどんな人ですか？」

〔図表３　強みや才能、想いを見つける5つの質問〕

①子どもの頃好きだったこと・嫌いだったこと
（過去にフォーカス）
②両親からもらったもの・もらえなかったもの
（過去にフォーカス）
③ずっと好きで続けてやっていること
（行動レベルで考える）
④あなたの人生の中で多い「頼まれごと」は？
（仕事になるヒント）
⑤セラピストの仕事でやっていきたいこと
（未来にフォーカス）

〔図表４　自分を知る（ジブンの在庫）〕

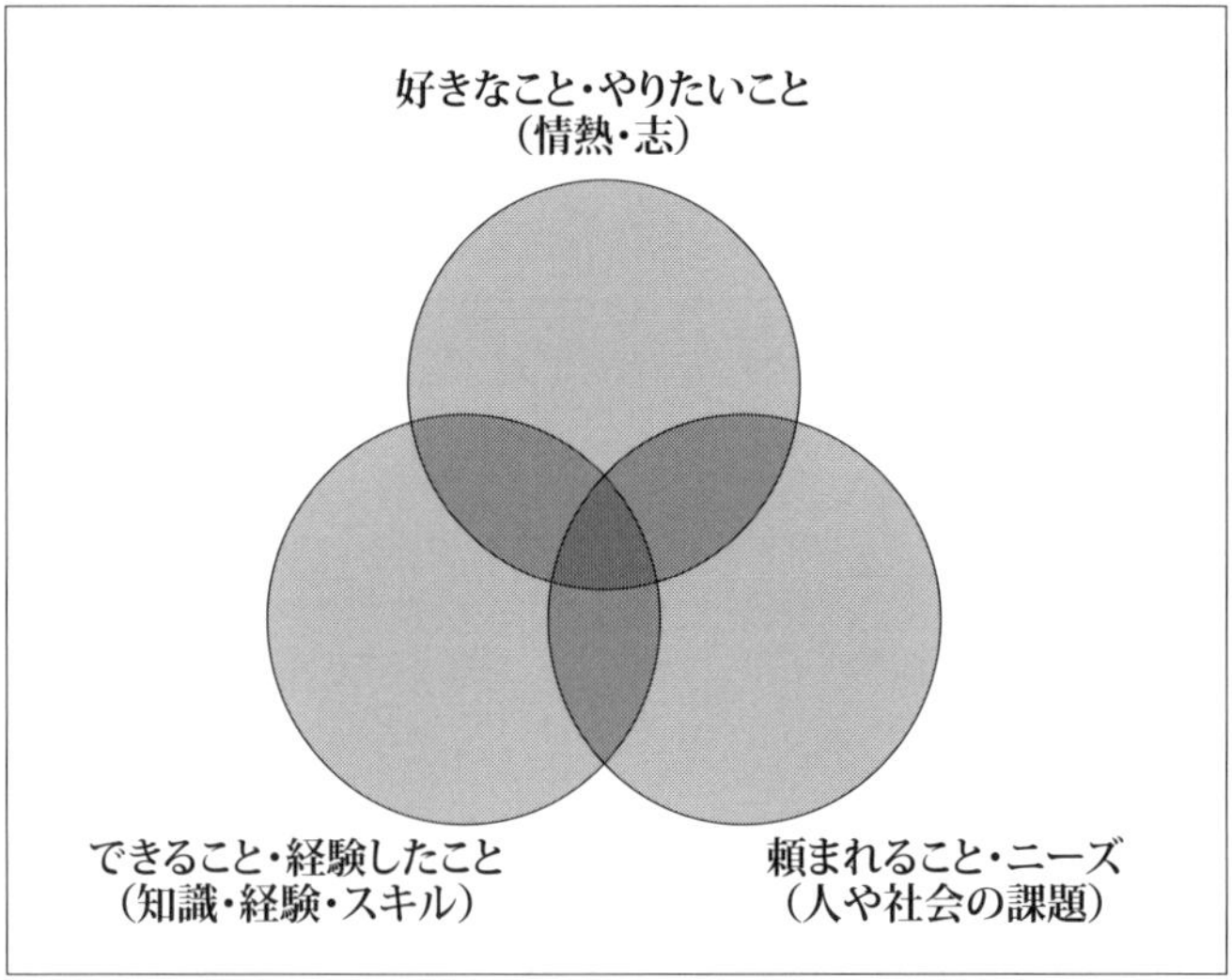

と質問しても、明確に答えることができないのです。「○○で悩む人を元気にしてあげたい」という想いはとても大事なのですが、お金をいただくということは、セラピスト側の想いではなく、クライアントの想いを叶えることが大事です。

人の悩みは、①お金のこと、②人間関係のこと、③健康のこと、④将来のことの４つと言われています。

そう言った意味でも「人の心を知ること」お客様となる人の、痛みや悩み、実際にあなたのところにセラピーを受けに来られる、クライアントの『不』って何だろう？　と考えてみましょう。

また、ターゲットを見つける際に、大事にして欲しい考え方が「クライアントを選ぶ」という考え方です。この重要性については、のちほど改めてお伝えします。

ちなみに、私が応援すると決めているクライアント像は、

①自分の才能や強み、セラピースキルを社会のお役に立てたいと思っている人。

②主な活動場所は、おうちやレンタルサロン、縁のある地域など、身近な場所にしているが、全国に出向くこともイメージされている方。

③家族や自分、クライアントの学びや成長のために、月20～30万円は欲しいと考えてらっしゃる方。

としています。なので、ガッツリ月１００万円稼ぎたい！　と思ってらっしゃる方は、私のお客様としては目的が違うため、私ではもの足りないかもしれません。

あなたのセラピーは、どの人のどんな悩みに寄り添い、解決できるものでしょうか？

その人は、あなただから救える人ですか？　再度、自分に質問してみましょう。

地域を知る

３つ目の「知」は地域を知る。です。これは、あなたが住んでいる、もしくは、あなたが仕事をしたいと、考えている地域の情報を、きちんと調べましょう。風土や人柄、歴史など。その地域にどういった人が住み、暮らしを育んでいるか？　を調べることで、発信の仕方が変わります。できれば、地域の催しや、公民館等の講座に参加するのが、一番です。「地域をよくしたい！」と思っている、あなたの姿を見て、応援してくれる人も出てくるかもしれません。

人が何かのファンになって行く心理の過程には、「認知」→「理解」→「共感」→「行動（購買）」という流れがあります。知ってもらわなければ始まりません。地域を知ることで、どのように「認知」をうながしていくかの計画を立てることができます。

私は、10年前に、広島県から、現在の愛知県に引っ越してきました。その際、地元の化粧品販売会社の事務にパートで入りました。なぜその仕事を選んだかというと、当時は、「40代以上の女性に向けて色彩心理のお仕事がしたい」と思っていたのでお客様像が近く、また地域の情報もお話しながら得られると考え、お仕事をしました。この化粧品販売会社でお仕事した時間は、1年もなかったのですが、セラピーや占いをするスペースのあるカフェをご紹介していただいたり、販売会社でのイベントで、お客様とのコミュニケーションづくりのために「名札にキャッチコピーを付ける」というアイ

〔図表５　３つの知で考えるワンプレート思考術〕

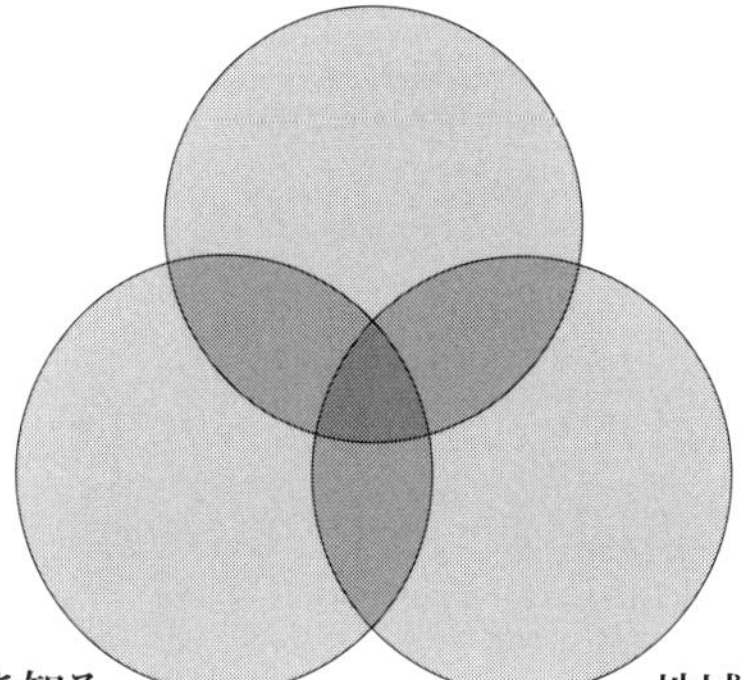

デアを考案し、おかげで、その日のイベントは大盛況だったと、喜んでいただきました。

あのときのキャッチコピーづくりで使った、インタビューをし、作成する手順は、今の「おうちセラピスト」さん向けのコンサルティングにも、活かさせていただいています。

このように地域がどのような流れで動いているか？　何を大切に暮らしているか？　を知っておくことは、セラピストとしての活躍の場を広げるにも、とても大事なポイントです。今なら「SDGs」や「インバウンド」も、意識しておくとよいと思います。国が施策としているものは、詳しくは第7章でお話します。３つの「知」の①〜③での気づきを図表5にワンプレートにして当てはめてみることで、「差別化」ができて来たと思います。最後のもうひと押しとして「ソース」のお話を。

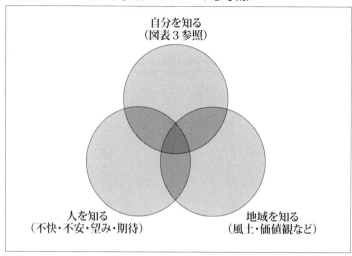

ソースとは

ソースとは、「源・源泉」を表す「source」のこと。私がこの言葉を知ったのは、セラピストとしてスタートした年でした。

真面目な人の多いセラピストさんは、資格やスキルのアップにばかり力を注ぎますが、スキルや資格と言った目に見えるものは、価格や実績で比べられやすくなってしまうところがあります。愛されるセラピストさんは、目に見えないアツい「source」を持っていて、それは、あなた以外の人には絶対出すことのできない『もの』なのです。

ソースは、あなたの体験と繋がっています。あなたが体験して得た気づきは、誰と比べられるものではありません。あなたらしさが一番出るところです。5つの質問（図表3）としっかりと向き合うことで、あなたの1番のブランドである「ソースのカケラ」を是非見つけてください！

アンチも味方になる～ターゲットの効能

この秘訣の最後は「ターゲットを決める効能」をお伝えします。ターゲットを絞ることで、アンチが出て来てもスルーする強さが生れます。私が「愛されるセラピスト」なんて書くものだから、「すべての人に愛されなくちゃ！」と、思っているかもしれませんが、それは違います。あなたが愛されるべきは、「あなたがいい」「同じセラピーをやっている人はいるけれど、私は、あなたからのセッションや施術を受けたい」と、言ってくださるお客様だけでいいのです。

秘訣㉝ジブン色を『色』から伝える

コーポレートカラーとは

あなたは、コーポレートカラーという言葉を聞いたことはありますか？　「コーポレートカラー」とは、企業のイメージを印象づけるために使われる色のことをいいます。

秘訣㉝では、このコーポレートカラーの考え方を、あなたのブランドづくりに取り入れていきます。あなたの想いと世界観を色のチカラを借りて伝えていくのです。

アメリカの心理学者であるメラビアンがおこなった「人の行動が他人にどのように影響を及ぼすか？」といった研究では、見た目などの視覚情報が55％、口調や早さなどの聴覚情報が38％、話の内容などの言語情報が７％と発表していて、「メラビアンの法則」と呼ばれています。

色は「視覚情報」で、色を見ることによって、私たちになんらかの感情をもたらし、行動へと移らせていきます。かのフランスの皇帝、ナポレオン・ボナパルトは、「人はその制服どおりの人間になる」といったそうです。ナポレオンに逢ったことがないので、わかりませんが、その人の身につけている色やもので、その人を判断をしてしまうという経験は、あなたにもあるのではないでしょうか？

人の心理にも影響を与える色を味方につけて、早速、「ジブン色ブランディング」での、コーポレートカラーを選んでいきましょう。

「ジブン色」のコーポレートカラーの選び方

①ご自身を印象づけるメインとサブのカラーを決める

「ジブン色」を考えるとき、あなたがよく人から言われる印象を言葉にして書き出し、その言葉からイメージする色を見つけ、コーポレートカラーとする。

②あなたが人に感じて欲しい、伝えたいあなたの世界観を示す色を選ぶ

人の印象をつくる色は、心にも作用し、あなたを豊かさへと導いてくれます。色は、人の記憶に残りやすく、目の前の方への色による印象効果も高いでしょう。いつも目にする日常の、フトしたときに出会う色で、あなたを思い出してくれることもあるかもしれません。あなたにとっての「ジブン色」は、クライアントとアナタを繋ぐ色になります。

また、色は、あなたの外見だけではなく、内面にも変化をもたらせてくれます。頑張ろう！と思えば「赤色」を、ちょっと疲れたなと感じたら「緑色」など、色は、あなたの心も応援してくれます。お仕事の相棒となる手帳にも、色の意味を取り入れて購入すると、手帳を見るたびにモチベーションが上がります。心と身体のプロであるセラピストが、自分の心の演出までしてくれる色を、上手に使わない手はないですね。

「言語化が苦手」なセラピストさんで、秘訣㉛、㉜で苦戦された方は、自分の色、好きな色、お仕事をする人としてのイメージを色に例えてみるといいでしょう。そして、色の言葉を当てはめてみる。色の言葉の解説はネットを検索すれば出てくるので、その色の言葉に合わせてキャッチフレー

ズをつくってみるのもいいですね。ちなみに私は「ショコラ」（伝統と知性）、「マゼンタ」（官能）、時々「オリーブ」（大人のユーモア）を入れた３色をジブン色にしています。

秘訣㉞愛されるセラピストは「押さずに売る！」〝魅せる言葉〟でセルフプロデュース

言葉にして伝える努力が必要

セラピストのあなたはこう思ったことないですか？「体験さえしてくれたら…セッションさえ受けてくれたら…よさがわかるのに！」って（笑）。私もあります。

現代はＳＮＳやブログ、ホームページなど、あなたの言葉であなたをお伝えする媒体の数は増えています。私にも、「何を使ったらいいですか？」と質問されるセラピストさんはいらっしゃいますが、私自身がＷＥＢの専門家ではないので、なんとも、伝えようがないのですが、ただ、セラピーは、施術にせよ、セッションにせよ、「見えるもの」ではないので、それを「見えるところまで」持っていく「言葉にして伝える努力」は必要となりますよね。「見えるところまで」持っていくという点では、近年、写真や動画にして、セラピーを届けるセラピストさんも、増えて来ましたね。「ｅーラーニング（イーラーニング）」という、主にインターネットを利用した学習形態を運営するサイトに登録、またＺｏｏｍなどを使って活動されるセラピストさんもいらっしゃいます。

愛されるセラピストの魅せる言葉のつくり方

お届けするものは動画でも、それらのコンテンツを支える、シナリオづくりや、レッスン内容をお伝えするための文章の作成など、結局のところ秘訣㊱でお伝えする肩書き同様「言葉や文字にして伝えるチカラ」が必要となりますし、お仕事をしていく上でも、今まで以上に必須になってきています。

10年以上、セラピスト支援をしてきて感じるのは、ずっと変わらずセラピストとして、長く愛され活躍されているセラピストさんの共通点には、伝える努力をし続け、「言葉のチカラ」を磨き、自分自身を「魅せる」セルフプロデュースし、ファンをつくり、強引なセールスをしなくても、自然体で愛され続けています。「愛されるセラピストさんの〝魅せる〟言葉のつくり方」のポイントとしては、「セラピストが伝えたいこと」「お客様が知りたいこと」を、五感に届くように「描いてイメージできること」を意識すること（図表6）。この3つを意識しながら、伝わるためのアドバイスは、

アドバイス①キュン、として口コミを生むストーリーで、飾らない「リアル」なアナタを感じてもらう

注意点としては、「自分に陶酔し過ぎないこと。常に、第3者目線で、客観的であること。この「リアル」なアナタを感じてもらうポイントについては、次の秘訣㉟で詳しく書きますね。

アドバイス②言葉を育む五七調ライティング。

言葉のリズムを大切にする。日本人に馴染みの深い「五七調」にすると、心地よく入りやすくな

〔図表6　魅せる言葉のつくり方〕

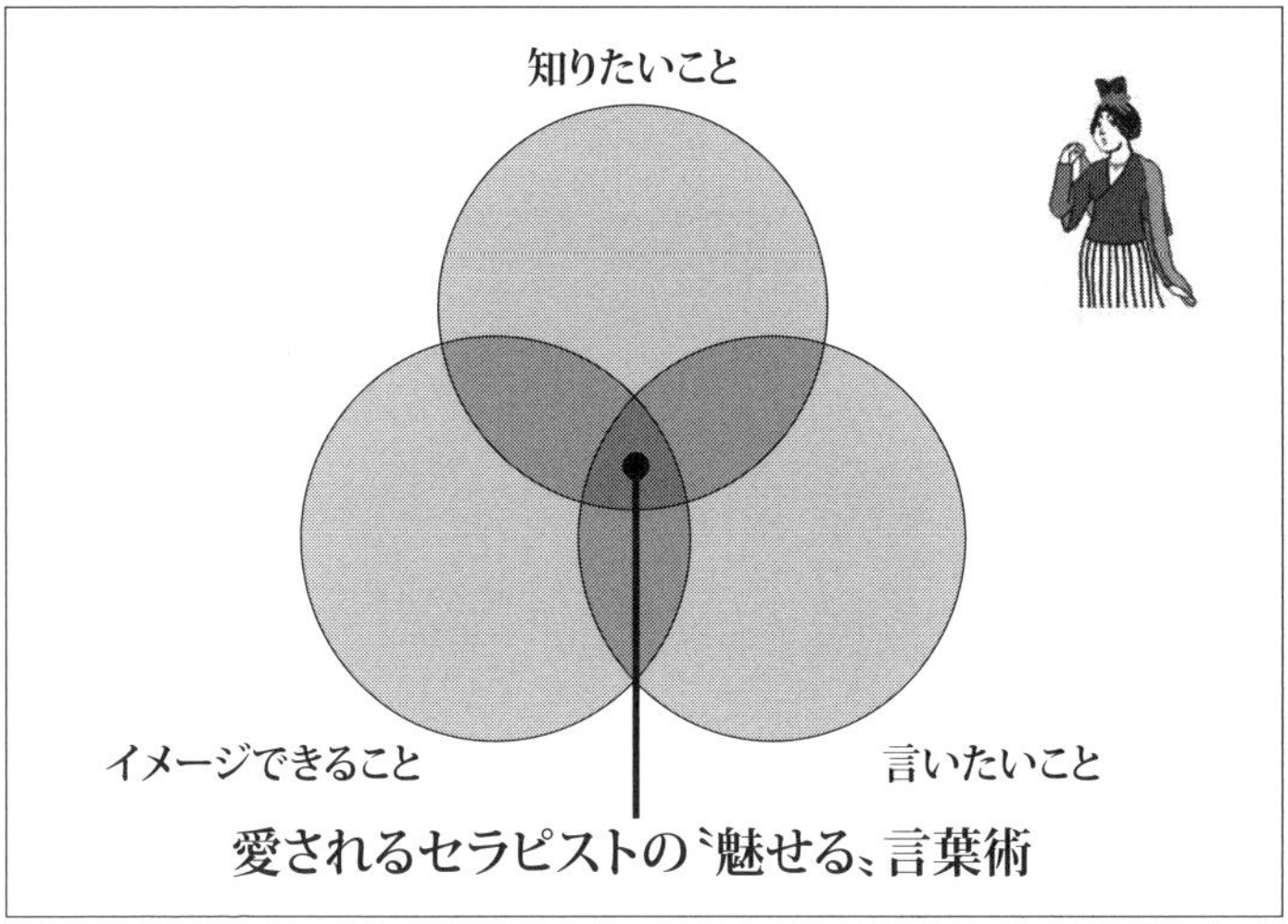

ります。これは、短期記憶と呼ばれる「マジカルナンバー7＋－・4＋－」にも繋がります。標語なども、「五七調」「俳句っぽいもの」が、よく使われています。また、文章は、書き終わった後で、声に出して読んでみることがオススメです。これは、声に出してみることで、耳に「調べ」が入ってくるからです。人は文字を「見る」のではなく「聴く」のだと、聞いたことがあります。『ヒトは、文字面を見ただけでも、脳は「ことばを聞いたとき」と同様の反応を示します。（引用元『いい男は「や行」でねぎらう。いい女は「は行」で癒す』黒川伊保子／宝島社新書）

好きな漫画や小説が、アニメ化されたりするときに、「想像していたのと声が違う！」といった経験はないですか？　あれはまさに、文字を音に変換していたということ。

文字は耳からも覚えておきましょう。

アドバイス③言葉力、語彙力がない人は「五感表現と俳句でアップ」

経営者さんや、セラピストさんの勉強会で、「俳句の先生をしています」というと、皆さん決まって「語彙力がないのです」と言われます。そう言われるたびに、私は、「語彙力がないのではなく、言葉を忘れているだけですよ」と、お伝えしています。語彙力を増やすアドバイスは、1つの言葉に、「五感からの表現をプラスする」ことで、豊かな表現になります。

例えば、『声』を表現するのに、「黄色い声（視覚）や甘い声（味覚）」という風に、五感をプラスすると、これだけで表現力は2倍になります。また、好きな著者の文章を写経することで、その人の文字間隔や、言葉の感覚を体感できて、自らに、取り込むことができます。

また、古くから日本人に親しまれてきて、ここ数年、バラエティー番組などで人気の「俳句」もオススメです。俳句は、五七五の十七音の文芸です。あなたも小学生の頃、一句読んだ体験があるかもしれません。

人には、視感覚が優勢の人、聴感覚が優勢の人、身体感覚（触・嗅・味）が優勢の人と、3つのタイプがあると言われています。俳句づくりは、見て（視覚）感じて（体感覚）詠む（聴感覚）ことであなたの表現が、豊かになります。そして、表現が豊かであればあるほど、どの感覚の人にも響く言葉を届けられる人になりますし、反対に、あなたがいずれかの感覚が優勢だったとしても、五感表現を意識して言葉を紡いでいくことで、ご自身の感覚をバランスよく保つトレーニングにもなります。ぜひ挑戦してみてください。

秘訣㉟自分の言葉で仕事する！
愛されるセラピストは言葉をケチらない

リアルさがよい

ブログやＳＮＳに、毎日のように投稿したり、人の記事を読んでいて思うのは、「この人の言葉で聴きたい」ってことです。「あなたから、商品やサービスを購入したい人は、「あなたの言葉」が聴きたいのです！　「あなたの言葉」とは、あなたのリアルな想いのこもった言葉のことです。

「言葉の魔術師」と言われる私は、「そのリアルさがよい」と必ず言われます。「言葉（文字）から見える世界観が好き」というだけで、セミナーに呼んでいただいたり、セッションを申し込んでいただいています。目に見えないものを扱うセラピストの姿が、浮きでて見えてくるのが「リアルな文章」です。文章を通して、あなたの考え方や、息遣いといった、「リアルに存在している感じ」が、お客様に安心して、選んでいただけるポイントです。文字の世界で、リアルさをだすためのポイントとしては、「行動や態度を文字にすること」です。例えば、あなたがＳＮＳなどのコメントをするとき、その人の投稿に納得し、うなづいてコメントしているのなら、「うんうん」と、そのうなづく態度を文字にするのです。これだけでリアリティが伝わります。是非、体験してみてください。「愛されるセラピストになりたい」のなら、言葉をケチってはいけません。

自分らしく生きるとは自分の言葉で生きること

言葉化を諦めない！　これを肝に銘じて、あなたの言葉で仕事していきましょう！　あなたは言葉のもつチカラをどれだけ感じているでしょうか？　どうせ私の言葉なんて…と、思っていませんか？　多くの人が「言葉化するのは難しい」と感じています。だからこそ、自分の言葉で発信できるセラピストは、それだけで一歩抜きんでることができますし、尊敬され、愛される要素を持っています。あなたは、自分の中にある言葉にならない想いを、言葉にしてくれた人の、ファンになった経験はないでしょうか。また、自分だけが思っていたことを、書いた文章などを見つけ、安心し、自信を持った経験をされたこともあるかもしれません。

これからの時代、知識や、情報の面では、ＡＩには勝てないでしょう。知識や情報の価値は、どんどん減ってくると言われています。ただ、その情報を、あなたの感覚で捉えて、活かした結果、得られた体験は、あなた以外の誰のものにもなりません。言葉化できるセラピストさんが愛されて選ばれるのです。もう「言葉化苦手」なんて言ってないで、言葉化を諦めず、今日から少しずつ、言葉と相思相愛になって自分の言葉と生きていきましょう！

知ってもらったあとのための努力

この秘訣の最後に『知ってもらったあとのための努力』のことを書いておきますね。意外と皆さんがしてしまっていることに、発信ツールをつくるところまでは頑張るということです。

でも、よく見てみると、あなたを知ってもらった後にお客様からの「コンタクト」つまり、あなたに繋がる動線ができていないことがあります。

あなたは、発信した後に、お客様にどんな行動を取ってもらいたいですか？　お問い合わせですか？　ブログや動画を見て欲しい？　それとも、メルマガ登録？　お客様に取って欲しい行動を、キチンと言葉にしてお伝えし、方法を書いておきましょうね。

秘訣㊱対象者や肩書は変えてよい？　肩書をつける際のポイントは

人から選ばれるから仕事になる

「お仕事になる！」ということは「人から選ばれる」ということです。いくらあなたが、「こんな方のお役に立てます」と言ったとしても、選ばれなければ、お仕事にはなりません。厳しいようですが、「評価は人がする」のです。選ばれるための肩書が必要になってきます。

また、女性は、ライフステージの変化が多く、その度に気づきが変わり、あなたの役割も変化していくことでしょう。

第７章でも詳しく書きますが、「女性は社会課題の最前線で戦う生き物」だと私は思っています。あなたのセラピーを、必要とする人のもとに届けることが、社会に役立ちながらお仕事として両立させるためには、とても大切なことです。

これらの理由から、私は、「肩書は何度かえてもよい」とお伝えしています。ただし、求められるまま、何度も変えてしまうのは考えものですので、そこは、秘訣⑤で考えた「セラピストとしての定義」に立ち返って考えることをしてください。

肩書きをつくるポイント

では、肩書をつくるポイントをお伝えします。「ジブン色ブランディング」では、少しだけ背伸びした「未来の肩書」をつけるようにオススメしています。これは私自身の体験によるものですが、「肩書は制服」のようなもので、制服通りに人に扱われ、次第にそのようになっていくものです。

私はＮＰＯの理事長をしていますが、理事長と名乗ることで、理事長らしく扱われ、出逢う人も変わり、私の振る舞いも変化し、次第に「理事長らしく」なって行きました。肩書は未来の自分と出会わせてくれるものです。ちょっとだけ未来の肩書にしてみましょう。

そして、更に大事なのが覚えてもらいやすいキャッチフレーズです。私は人の名前を覚えるのが苦手なので、キャッチフレーズがあると覚えやすいです。覚えやすいということは、思い出してもらえやすく「口コミ」も発生しやすくなります。

「会話力はイメージ力」ともいわれます。言葉でイメージが伝わるということは意識して欲しいポイントです。ちなみに、私が俳句の先生をしていたときに使ったフレーズは、「俳句と寝るオンナ」でした（笑）。

超簡単！　言葉化テクニック

「言葉にすること」が難しいと言われるセラピストさんも多いので、「超簡単な」言葉化テクニックとして、オススメするのは「何人かに言われたことのある言葉を、そのままキャッチフレーズにして使う」というテクニックです。

これは、本当は、あなたのセラピーを受けてくださった、クライアントさんからの言葉が一番よいのですが、難しいようなら「仕事する人としてのあなたのイメージ」を、あなたを知る人に聞いてみてもよいですし、普段の会話の中で言われたことのある言葉を使ってもＯＫです。

「言われた言葉」は、すでに、人の頭の中にあるあなたのイメージです。誰かが、イメージしたあなたは、他の誰かもイメージしてくれていることでもあるので、何気ない人からのイメージコメントをいただいたときは、「愛されるマインド①」に習って「即メモ！」しましょうね。

ちなみに私は、「言葉の魔術師」とよく言われるので、名刺には書いていませんが「自己紹介」をする機会があるときには、よく使っています。

愛されるセラピストになる肩書のポイント

あなたと、お客様とを繋ぐ肩書はできましたか？　肩書ができたら、次の５つのポイントで、伝わりやすくつくってあるか？　内容を確認してみてください。

①わかりやすく仕事が表現してありますか？

②専門用語は入りすぎていませんか？
③自分の想いや理想を描いた言葉が入っていますか？
④誰かから言われた言葉は入っていますか？
⑤声に出して読んでみたときの「音」や「調べ」は心地よいですか？

以上の5つをチェックして、大丈夫なら、当面はこの肩書で行ってみましょう！

そして、新しく変えたときには、しばらくはその肩書に集中して活動してくださいね。期間は、お仕事の集中度にもよりますが、3か月から、できれば、半年は様子をみたいところですね。

集中してやってみて、それでも成果の出ないときには、チェンジして、また集中して、の繰り返しで、段々とあなたらしさを表現できる肩書に近づいていきます。

秘訣㊲「ジブンの値段」お金を受け取れないアナタに贈る3つのアドバイス

お金のブロック

セラピストさんは、お金の話になると、途端にテンション下がりますよね（笑）。ですが、避けて通れないところであることもわかっているハズ。あなたはお金を受け取れていますか？ ワンコインとかじゃないですよ。お仕事として、あなたがいただくのに相応しい価格です。

もちろん、ワンコインでも満足ならよいのですが、ワンコインで、あなたのお仕事は継続できま

〔図表７　お金のブロックはこうイメージする〕

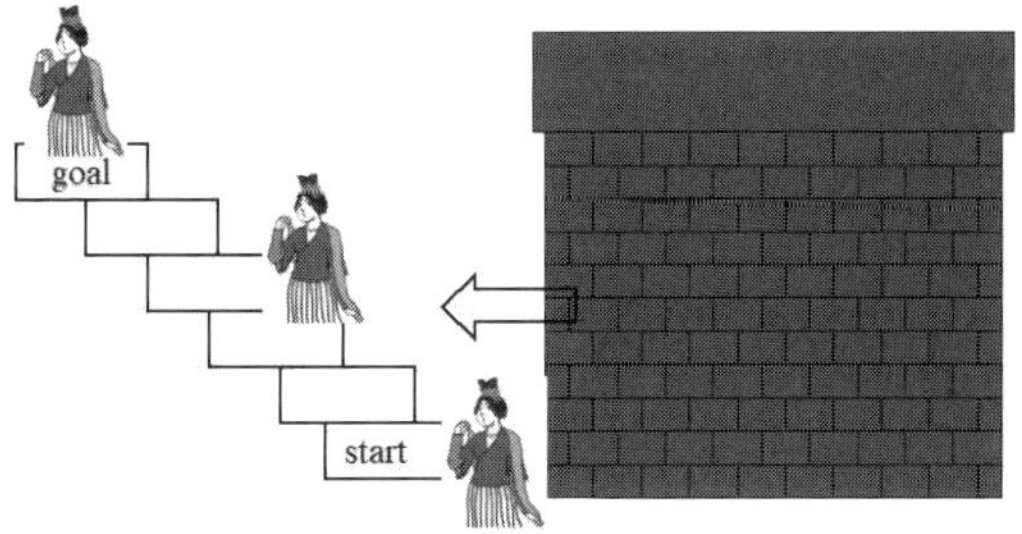

目の前の壁は、実は「壁」ではなく
1つずつのブロックでできた「建物」と考えれば
ブロックを少しずらせば「階段」になる♪とも考えられる

すか？　あなたは、ストレスなく、セッションができているのでしょうか？　そのあたりも含めて、ここで言う「お金」とは、あなたが納得するセッション料や、施術料・講師料を受け取るマインド、よく言われる「お金のブロック」についてのお話をしていきたいと思います。

実は、先に、正直にお伝えすると、私には「お金をいただくことに対するブロック」はないのです。なぜなら、私は、商売人の父のもとで、小学校低学年の頃から、集金のお手伝いをしていたので、子どもの頃から「お金」に触れていたこと。

また、「お金」をいただくときに「ありがとう・お手伝いして偉いね～」のポジティブな言葉と一緒に、お菓子や果物などをいただいていたので、「お金をいただくことに対して」マイナスのイメージがなかったのです。なので、セラピストをスタートさせたときから、チャリティ以外で、無料でセラピーをしたことがないのです。

このことをお伝えすると、皆さんにビックリされます。

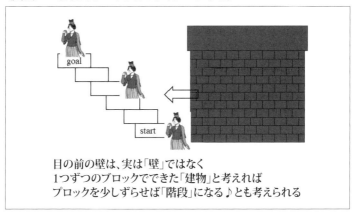

だから、正直言いますと、お金を受け取れないセラピストさんの気持ちはわからないのです。ですが、「お金を受け取れる私」だからこそ、お伝えできることを、生徒さんや、セラピストさんにお伝えし、「お金をいただけるマインド」になっていただくときに使う資料が、前頁の図表7です。

先ず「お金のブロック」と聴いたとき、私の頭の中でイメージする映像は、「壁」ではなく「ステップ=階段」です。

価格設定についてのアドバイス

この、「ブロックではなく階段！」のイメージをお伝えすると、セラピストさんの中で、お金に対するイメージが、変わられることがよく起こります。お金のイメージが、少し変わったところで、「価格設定」について、私が、お伝えしているアドバイスは3つです。

アドバイス①お友達集客から抜け出す！

アドバイス②師匠より高い料金を取ってよい！

アドバイス③学んだ時間も経費！（価格設定の考え方）

それぞれについて、説明していきますね。

アドバイス①「お友達集客から抜け出そう！」

お客様になる順番は、友人・知人、次に、友人や知人からの紹介や、口コミからのスタートが多いかと思います。その様子をＳＮＳやブログで発信していく中で、お声がかかって来るのではないでしょうか？

最初のうちは、お友達からのスタートでよいけれど、早い段階から、ネットのチカラを借りつつ、イベントなどに出て、お友達以外の集客に移行していくことが大切です。

第６章でお伝えする、「講師」という立ち位置になることも、お友達集客から抜け出すのには、よいと思います。なぜなら、最初から、「先生」と「生徒」という関係性で出逢っているので、お互いが、そのつもりで関わりをもてるからです。

私は、セラピストになった３年目に、広島県から愛知県に移って来ました。愛知県にいた知り合いは２名。叔母と、広島で少し関わったことがある方のみでした。なので、お友達はゼロの状態。子どもも、もう小学校の高学年だったので、ママ友つながりもない状態でのスタートでした。

秘訣㉜で書いた通り、縁があって、カフェにてセッションできたことは、幸いでした。なので、あなたも、お友達集客から、できるだけ早く抜け出すための知恵を絞ってみてくださいね。例えば、近所に、セッションスペースのあるカフェはありませんか？

アドバイス② 「師匠より高いセッション・施術料金を取ってもよい？」

この悩みに関しての答えは「もちろん取ってよいです！」当たり前ですよね。ここで考えて欲しいのは、「お金はだれが払うのか？」ということです。あなたにお金を払うのは師匠ではなくお客様です。とは言っても、お金をいただくことに抵抗があるセラピストさんが、更に、師匠よりも高いセッション料をいただくことって、なかなかハードルが高いですよね。

もう一度書きますが、私は、セラピストになって、チャリティーイベント以外で無料でしたことは一度もありません。また、占い師をしていたときは、手相も観ていましたので、お酒の席などで、「占い師です」と自己紹介すると、必ず、手を差し出されることもありますが、そんなときは「笑顔でスルー」です（笑）。これは私の「セラピストの地位を上げたい」という想いもあるのです。私が養成している「かずいろナビゲーター」を受講された方には、「セッションは、最初から有料でしてね」とお伝えしています。なぜなら、無料でしてしまうと、有料にする際に、更にハードルが上がります。それは、すでに「無料」という事実があるからです。

もし、あなたが、いきなり正規の価格でのセッションが難しいなら「モニター価格」として、人数を決めてされるのはよいかと思います。でも、１００人とかしなくてよいですからね。10人から、多くて20人くらいまででよいと思います。

無料ですることをやめると決めること

価格設定に関しては、ご自身の価値観だと思うので、あなたが心地よい、と思う料金を選ばれるとよいと思います。一度設定した価格は、変更することは難しくなります。価格を上げるにしても、「なぜ上げるのか？」の納得する説明ができなければ、折角リピートしてくださってる方がいても、継続が難しくなってしまうこともあるでしょう。あなた自身の価格もそうですが、もしあなたが、セラピストを養成する講師ならば、生徒さんに、スタート時の金額を提示してあげても、よいかもしれませんね。

私は、オリジナルの養成講座を受講いただく「かずいろナビゲーター」さんには、お伝えしています。この「有料でしてね、とのアドバイスがよかった」と、何人もの生徒さんに言われました。とは言っても、よっぽどのことがないと、なかなか師匠を超える金額を取れない気持ちもわかります。特に尊敬していたら、尊敬している師匠に及ばない…と足踏みすると思います。

先ずは「無料ですることをやめると決めること」から始めてみませんか。

料金は師匠が上げたら生徒も上げやすくなる

さて、このアドバイス②の最後は、師匠という立場で生徒さんを、養成・育成されている方へのお願いです。ご自身の、セッション料を高くする。ということも、生徒さんが価格を上げて、お仕事にしやすくなるサポートになると思います。師匠のあなたのセッション料が上がることで、生徒さんの、セッション価格の上限のイメージが変わります。もちろん、法外な価格設定は、クライアントに失礼なので、気をつけるべき点ではありますが、師匠が料金を上げることで、生徒さんも上げやすくなります。実際、生徒さんを育成されているセラピストさんには、生徒さんへの想いから、ご自身の料金を高く設定されている方もいます。

アドバイス③「学んだ時間は経費！」という考え方を取り入れ、価格を決めましょう

私たちが、セッション料金を考えるとき、どうしても暮らしの中で目に付く「時給」で考える癖がついています。「時給計算」はわかりやすいので、表示するには目安になってよいのですが、価格を決める際、その「時給」を、実際にセッションしているときの時間給ではなく、そのセッションをするに至るまでの学び時間や、告知等の時間、更には準備時間なども、きちんと考慮して、セッション料に組み込んで欲しいのです。「セッション料＋経費＝適正価格」という考え方です。

その他の価格設定の仕方には、メニューの決め方にはなりますが、季節限定やお誕生日価格など、イベント価格や、恋愛・お仕事といった、相談内容によって、価格が変わるというのもよいですね。あとは、定期的にセッションできるような「定額制のサービス」など、コーヒーチケットみたいなものを、つくってみるのもいいですね。意外と、あなたの周りにあるメニューを参考に考えてみると、色んなアイデアが湧いてきそうです。

是非、他業種から取り入れてみることも、意識してみてくださいね。

お金をいただくということに対して、なにより大事なのは、そのセッション料に見合うだけの、時間を費やして来た、という、あなたの自信です。堂々と価格を決めましょう。

そして、価格の決め方で一番大事なことは、相場感ではなく、セラピストのあなたが、「お客様からどう見られたいか？」というセラピストとしての姿勢と、そのあなたが「納得できる価格であることが大事です。

「セラピストなのにお金のことにガツガツしたくない？」

「セラピストなのに、お金のことでガツガツするなんて…」もし、この期に及んで、あなたが、まだコレを言うセラピストさんだとしたら、セラピストをするのは止めたほうがよいかもしれません。

いいですか！　ハッキリ言いますよ！

「お金のことを考えることは、ガツガツすることと違います！」

と、今では、ハッキリと言える私ですが、そう言ってしまう気持ちもわからなくはないのです。

ただね…考えてみて欲しいのです。

あなたが、心と身体を癒すセラピストだからこそ、長くお仕事が続けられる「価格設定」が必要なのです。あなたが「セラピストなのにお金のこと言うなんて…」とご自身で思っていたり、また、周りから同じようなことを言われた〈言われるような気がした〉としても、お金と向き合う時間は、あなたがあなた自身と、そして何より、お客様自身と向き合う時間だと、私は考えています。

私たちセラピストは、セラピーを通して、お客様と向き合います。お客様の人生と向き合うのです。もし、あなたが、あなたの人生と、あなたの心と、あなたの身体と、真剣に向き合ってくれる人が、お金のことで事業が継続できなくなって「明日からごめんなさい。セラピーできなくなりました」と言ったらどうしますか？　さみしくないですか？　残念に思いませんか？　そんな想いを、あなたのセッションを受けて「あ〜元気になった」って言葉と笑顔で、あなたを幸せにしてくれた人を悲しませていいのですか？

お金をどういう気持ちで受け取りたいか？　もう一度、考えてみてください。

お金のことで悩まれているセラピストさんは多いので、少しボリューム多めに書いてみました、参考にしていただけたら嬉しいです。ボリュームが多い章になりましたので、最後にまとめておきますね。

「知」の章まとめ

秘訣㉙「資格では愛されない」と心得よ！

資格ではなく、あなたからセラピーが受けたい！　と言ってもらえるセラピストになりましょう。

秘訣㉚愛されるセラピストでお仕事する5つのスタイル
①おうちサロン・おうち教室②イベント出店（週末セラピスト）③セラピスト講師（認定・養成・オリジナル）④執筆⑤主催者
秘訣㉛愛されるブランドづくりは「ジブン色」セラピストとしての現状をチェックしよう
秘訣㉜ジブン色ブランディングは「3つの知」で考える。
①自分を知る。②人を知る。③地域を知る。
秘訣㉝ジブン色を『色』で考える。コーポレートカラーの考え方を個人のブランディングに使う
秘訣㉞㉟愛されるセラピストの「魅せる言葉」言葉の使い方、ライティング
秘訣㊱肩書をつける際のポイント
秘訣㊲「ジブンの値段」セラピストのお金のブロックを外すアドバイス

第6章

サイクル3
「育」の章
～お客様が集まるセラピストの「見える」仕掛けづくり

秘訣㊳「それ教えて！」と言われたら、教え始めのチャンスです

「教えてください」の声は教えるサイン

あなたにも経験がないでしょうか？

趣味でつくっていた小物をプレゼントしたら「つくり方、教えて！」って言われたこと。ママ友やサークルでの何気ない会話の中で、資格を取ったことを口にしたり、学びたてのセラピーで、一生懸命、セッションや施術をしていると「それ教えて！」と言われたこと。

また、縁あって呼ばれたＰＴＡ講座に出席されていた保護者さんから、「私も先生みたいになりたいです。それ教えてください！」など。あなたが、講師になるタイミング、講師業が加速するタイミングは、意外と多くあるものです。

女性は「成長したい」という気持ちが強いので、あなたの周りで「教えてください」の声が聴こえたら（３回が目安）それは「教える」サインだよと、生徒さんにお伝えしています。なぜ、３回か？　というと、秘訣㉜の図表４でお伝えした「頼まれること（ニーズ）」が「それ教えて！」にあてはまります。お仕事にするには、人に求められる必要があります。しかも、１人じゃなく、複数の人から。そして、異なるシーンで３人の方に言われれば、言われたあなたも「また言われたな」と重い腰を上げたくもなりますね。

私の場合

私の話をすると、私は上の子の首が座ると、すぐに「託児付き」の講座を探し、学びに行くほどの講座好きでした。思えば、通信講座にもずいぶんとお金を使ったので、基本、学ぶのが好きなのだと思います。そんな私が、子どもが2歳になった頃、家の近所のママたち数人を集めて、当時、通っていた、子育てセミナーの内容をシェアするという、小さな勉強会を月一で始めました。

「ママ塾」と名づけたその勉強会は、その後、12年ほど続くのですが、このときには、講師をしているということも、講師というものになれるということも思っていませんでした。

私が、講師業というものを意識したのは、公民館で開催された「女性の生き方セミナー」に参加した際、そのセミナー最終日に、すべてのセミナーを終え、教室を出る際に、セミナーの担当者だった公民館のスタッフの方が、「次は、藤川さんが、講師をされているかもしれませんね」と言われたのです。そのとき、私がなんてお返事したかというと「そうかもしれませんね」でした。

実際は、その公民館で登壇することはなかったのですが、そのスタッフさんの言葉がずっと残っていたのです。セミナーの後も、変わらずいろんな講座に出ていましたが、「いつか登壇する」と思うと、内容もですが、講師の方の振る舞いだったり内容の流れだったりを、意識するようになっていました。まさに「ソノ気＝なんの根拠もない自信」を、持っていたのだと思います。

スタッフさんに言われた出来事から数年後に、私は、講師として、登壇するようになったのですから、今、誰かに言われて「講師なんて」と思っているアナタも、実は「講師スイッチ」が作動しているかもしれませんね。

人と社会を育てて「愛されるセラピスト講師」になろう

この章では、あなたの講師スイッチを押しまくり、「是非！　講師になりましょう！」と、オススメする内容のオンパレードです。なぜなら、私自身が、講師をすることで、仲間が増え、自分のことより、生徒さんのことを考えることで、より知識も広がったからです。

なにより、一番の理由が、「私は講師の一言に救われた」そんな経験があるからです。セラピストが講師になるよさを語ると長くなりますので、私がよかったから、という理由以外に、あなたに講師になることをオススメする理由は2つあります。

セラピストとして長く愛され続けていくと、セラピストの現場を、1人で、ずっとしていくことが、体力的にシンドクなってしまうときがやってきます。もちろん、生涯現役を貫かれるのも素敵ですが、折角、長い時間を費やし、学んで、取得し、お客様に施し、積み上げたあなたならではの知恵を、次の世代に引き継いでいくことも、大事なお仕事の1つだと私は思います。

また、セラピストの働き方としても、1対1でおこなうセッションや施術よりも、1対多でおこなう講師というお仕事は、出会いも広がり、その影響力も広がります。

何より、人に教えることは、セラピスト自身の学びも気づきも増えることに繋がり、成長するスピードが加速します。

「人前で話すのが苦手」という声も聴こえてきそうですが、講師でもセラピストでも、目の前の1人ひとりを大切にするという「あり方」は同じです。

この章では、あなたが「講師になる！」と思ったときに読んで欲しいと思って書いていきます。是非、近いうちにチャレンジしてみてくださいね。

秘訣㊴愛されるセラピスト講師になる3つのポイント

愛されるセラピスト講師になる3つのポイント

「それ教えて！」と言われて、自宅を中心に、セラピスト講師を始めたあなたは、活躍の場を、「おうちの外へと広げていきたい！」と考え始めます。秘訣⑪では、愛されるセラピストのマインドをお伝えしました。ここでは、第1章でご紹介したセラピストの5名の方の、セラピスト講師として、また育成者として、地域で活動、活躍するお仕事ぶりや、オリジナル講座でセラピスト講師を養成する、私から見た、愛されるセラピスト講師になる３つのポイントをお伝えします。

ポイント①愛される講師のキャラ
ポイント②愛される講座内容
ポイント③愛されるタイトル

どのポイントも納得のことだと思います。１つずつお伝えしていきます。

ポイント①愛される講師のキャラ

・想定する受講生さんよりも、少しだけ先輩な雰囲気（お姉さん的雰囲気）がよいと、カルチャーセンターを運営されている方に、聞いたことがあります。これは、年齢が、というよりは、共感できる立場の人の方が、心に響きやすいからだそうです。「受講生との共感」大事なポイントです。

・効果的なキャッチフレーズで、惹きつけられるセルフプロデュースができている。講師業は、エンターテイメントな要素も必要です。キャッチフレーズでなり切ってしまうのもプロですね。

・「あの人みたいになりたい」と、憧れられる存在であること。セラピストだけをしているとき以上に、講師業は見た目も大事。第5章の「ジブン色ブランディング」をもとに、磨いていきましょう。

ポイント②愛される講座内容

・受講生さんが得をする内容。当たり前のことですが、講師が伝えたい内容ではなく、受講生さんが聞いて得する内容をつくれるかどうかが大事。常日頃から、お悩みリサーチをしておきましょう。

・自分が受講したい内容にする。いくら、受講生さんの得になるようにと言っても、講師が楽しくないものは続きません。自分の感性を大事にしましょう。

・講師として、自分のベストな講座人数を知っておこう。内容とは、少し外れますが、講師自身が、講師も受講生も満足のいく人数を知っておくことが、とても重要なポイントになります。

ポイント③愛される講座タイトル

・心を惹きつけるタイトルが勝負！　講座の内容も大事ですが、申込人数に影響するのが「講座のタイトル」です。楽しくて、役に立ちそう…な、雰囲気を醸し出せるかが勝負。
・奇をてらうより馴染みのあるフレーズを使う！　大河ドラマや、タイムリーな話題をタイトルに盛り込むとよい。
・五七調だと覚えやすい。日本人の持つ「言葉のリズム」に響くタイトルで感性に訴えよう。

秘訣㊵セラピスト講師のフィールドは「2×4」

講師に向いているセラピストの特徴

私は、セラピストとしてのセッションも好きですが、個人的には「講師業が好き」だと思っています。私が、講師に向いているか？　は、さておき、「かずいろナビゲーター養成講座」の講師の育成や、セミナー講師イベントや養成講座のサポーターとして関わった経験から、講師に向いているセラピストの特徴としては、

①教えたがり（世話好きともいう）。
②相手の知りたいことを見つけられる人。
③自分大好きな人！

の３つです。

特に③の「自分大好き！」は、ファンを生み長く愛される講師の資質としては、必須のマインドです。

活動の仕方

講師となり、生徒さんにお伝えする内容（コンテンツ）は、大きく分けて、セラピーを学んだスクールからの「養成講座や認定講座」と、セラピスト自身が考案してつくった「オリジナル講座」の2つになります。

提供の仕方としては「認定・養成講師」の場合も「オリジナル講座の講師」の場合も、その活動の仕方は、「自主開催・認定をいただいた協会の講座担当・養成講座・各地域で活動する講師仲間との勉強会登壇」の他、エージェント登録や、ご自身での発信により「呼ばれる講師」となること。

更に、今は、動画を使ったネット配信（オンライン講師）や、イーラーニングと呼ばれる学びの形態も出て来ているので、セラピストで講師業をされる方のフィールドも、広がっていると思います（図表8）。

＊自主開催とは、自分で会議室などを借りて、自分で集客し、行うものです。基本、1人でおこないます。また、エージェントへの登録は、全国規模のエージェントもあれば、地元で活動する講師を応援するところもあります。

〔図表８　愛されるセラピスト講師活動〕

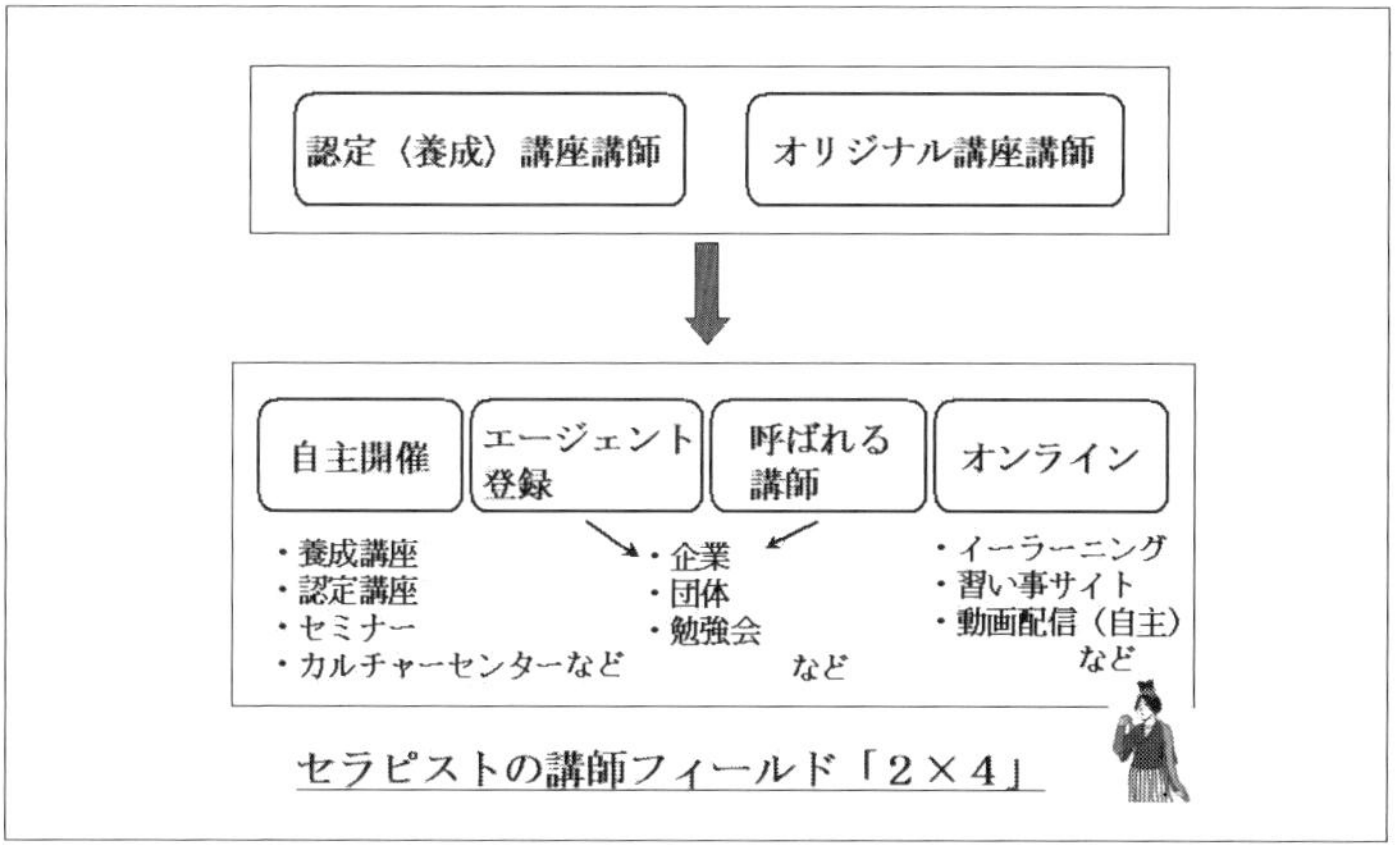

　更に、地域で愛されるセラピスト講師になるための、活動場所としてオススメなのが「カルチャーセンター」や「ＰＴＡ」「公民館」等の公共の場での講師です。ご自身のセラピースキルを、一般の方にもわかりやすく伝えられて、暮らしに取り入れやすくすることや、クラフト創りと組み合わせるなどのアレンジができると、講師デビューも夢ではありません。カルチャー系のテレビでも「カルチャーセンターで大人気のお教室は○年待ち！　の先生」と紹介される姿に、憧れているセラピストさんもいらっしゃるかもしれませんね。

　カルチャーセンター等での公共性の高い場所での講師経験は、セラピスト講師の実績づくりにもなりますので、信頼度が違います。エージェント登録とは別に、市役所などの行政が募集する、講師を公募しての事業もあります。毎月、新聞などに定期的に折り込みされる、行政の広報誌などに、目を通しておかれると、募集要項が掲載される地域もあります。ご自身で、生涯学習課（名称は地域によって変わります）などのホームページを確認し「講師募集をされていないか」確かめてみるとよいでしょう。

私自身が、カラーセラピストとして、また俳句の先生として、カルチャーセンターや、社会福祉協議会で、素敵な生徒さんの出会いもいただいたので、あなたにも是非、登壇して欲しいと思います。

セラピスト講師となって、「育てる」というステージで、ご自身のセラピストとしてのフィールドを広げていくためには欠かせない、3つのポイントがあります。①お客様を育てる、②生徒を育てる、③団体を育てる、です。

この3つの「育てる」をおこなうことで、あなた自身のセラピストとしての魅力が増し「愛されるセラピスト」として、社会のお役に立てる影響力も広がっていきます。

それでは、講師としてのアプローチの仕方や、どんなことを準備しておけばよいのかを、3つのポイントと合わせ有用性の高い、カルチャーセンターを例に、秘訣をお伝えしていきます。

秘訣㊶お客様を育てるセラピスト講師になろう

怪しいという印象

あなたは、お客様と出逢えていますか？　セラピストが、お客様と出逢うために、SNS等で集客などを頑張ってされる方は多いと思います。もちろん、発信は大事なことですし、セラピストのあなたや、心や身体に優しいセラピーの情報を届けることは「お客様を育て、あなたと出逢っていただくキッカケにもなる」ことなので、セラピストとしても、とても大事なお仕事です。

少し、目線をお客様に移して、考えてみましょう。あなたは、こんな風にも思ったことないですか？「このセラピストさん、すごく素敵で、情報も盛りだくさんだけど、怪しくないかな？」って。

私、かなり疑い深いので、「怪しい」って、すぐ思ってしまう人なのです。この感覚、実は、セラピストに対して、少なからず持たれている印象だと思います（セラピストさんには耳が痛い話でスミマセン）。

私が、ある女性起業家向けの創業セミナーに出たときのことです。会場は「起業したい！」という前向きな女性たち、誰もが応援モードの中、お仕事のプレゼンをする回がありました。更に無記名でフィードバックをいただける講座だったのですが、50名近くいた会場で、「そんな怪しいことは、今すぐ、やめたほうがよい」とフィードバックを書いてくださった方が数名いらっしゃいました。ビックリしました。普通なら、ここで少し二の足を踏むところでもあったのでしょうが、第2章に書いたように、しっかりと、セラピストとしての意識をつくっていたので、そのご意見を「ありがたい」と感謝して、優しく断捨離しました（笑）。

お客様の安心感を育てる

また、ある講師プレゼンイベントに挑戦した際、私は、自己紹介の部分に「小学校のＰＴＡ会長をしていました」ってお伝えしてたのですが、実はこの「PTA会長をしていたこと」を自己紹介に入れるかどうかは、最後まで悩んだのですが入れました。すると、審査員の女性の方に、「PTA会長をしていたという経験は、これからも絶対入れ続けなさい。なぜなら、イメージが変わり、安心でキチンとした人との、印象が生まれるから」と言われたのです。

「何が言いたいか?」というと、あなたが、お仕事をしている「セラピー、セラピスト業界」に対する、外部の人からのイメージを、客観的に見る姿勢も大事だということ。そして、安心して、あなたと出逢っていただくための「見え方」を意識するということ。その1つの「見え方」として、公共性のある場で講師業をする。という意識を持っておくことが大事だ。ということです。

そして、それが、お客様と出逢う機会を育み、お客様の安心感を育てることになるのだと、私はこの2つの経験での気づきを、先ず、あなたにお伝えしました。

アプローチの方法と選び方

では、簡単に、カルチャーセンター等で、講師をする場合の、アプローチの方法と選び方を、お伝えしておきます。

【アプローチ方法】。ホームページ等で調べることはできますが、実際に、足を運んでみることをオススメします。通うことになるので、体感することでわかる不便さもあります。また、ちょっとした情報なども、手に入れることができます。私は、カルチャーセンターが入っているビルの、エレベーターに貼ってあった「講師募集」のチラシを見て、家に戻ってから、メールにて問い合わせ確認↓講師登録↓生徒募集↓受講開始。という流れになりました。

また、第1章でご紹介した、アロマセラピストの高橋優子さんも、メールでお問い合わせをしたことから、今の活躍へと広がってらっしゃいます。この、「メールをする」という、小さな一歩を『即行動』できるかどうか、が、大きな差となって行きます。

次に【選び方】。カルチャーセンターによっては、開催を決定する定員数が決められている場合もあります。私が、登録したところは、10名集まらないと、開催が決定しないところでした。正直、10名という数字には、ドキドキしましたが、私には、勝算がありました。

先ずは、「俳句講座」で登録したこと。カルチャーセンターでは定番のハズの「俳句講座」が、そのカルチャーセンターには、ありませんでした。「そんなことってあるのかしら？」と思い、他のカルチャーセンターをチェックしましたが、やはり、どこも「俳句講座」はありました。

そこで「きっと、俳句講座を求めている人はいる！」との確信があり登録を決めました。次に、考えたのは、開催の時間、ここは、午後の13時半からにしました。

そうしたのには、理由があります。私が車で通うのに、1時間、かかる場所だったからです。もし、朝のラッシュにかかったら、月に2回の講座を続けられるか？　など、物理的に考えて選んだ開催時間。結果、わざわざ行くのだからと、午前中は別の教室を受講し、午後からは「俳句教室」という方が、数名おられました。無理をしないことで、得られたことでした。

秘訣㊷生徒さんを「育てないで育てる」一石二鳥の関わり方

生徒さんとの関わり

「お客様と生徒さんのは、どう違うの？」と、思われた方もいらっしゃると思うので、説明をしておきます。ここでいう「生徒さん」とは、学びを更に深めたい、もしくは、セラピストになりたい。と思ってくれた人を「生徒さん」と、呼ぶことにします。

カルチャーセンターに限らず、セラピスト講師として、出向いた先で出逢った受講生さんから「私も先生みたいになりたい」と、養成講座等に申し込んでくださる方が出て来ます。その中には、いずれ、あなたの「右腕」となってくださる方との出会いとなることもあります。私の場合は、直接、私が教えた方よりも、私とは、別の講師に学び、お仕事のパートナーになられる方のほうが多いです。

勉強会やイベントを主催する利点

ここでは、生徒さんを育て、ご相談の多い「右腕」も育てる、一石二鳥の育て方をお伝えします。

それはズバリ！「生徒さん向けの勉強会・イベントを主催すること」です。要は、生徒さんを、「自分1人のチカラで育てず、場のチカラを借りて育てる！」ということです。この、「勉強会やイベントを主催すること」の利点は3つあります。

①一緒に学ぶ、共に創り上げる場づくり。お互いが学ぶ側、共に創る場を準備するということは、視線を同じ方向に向けることになり、緊張感が薄れ、心理的安心感がつくれます。また、普段は、それぞれの空間で、お仕事しているので、お仕事時の顔がなかなか見えにくいですが、役割があることで、実践の場での気づきや、生徒さんの特性を垣間見ることができる。②女性は「成長することが好き」なので、学びと実践の場のダブルの成長で喜ばれます。③自分では、出逢えない講師との出逢い、仲間との触れ合いによる気づきが生まれる。などの利点があります。

また、終わった後に、更に深まるシェア会などを開くのもよいでしょう。講師であるあなたも、講師としてではなく、同じ受講生としての視点でシェアすることで、「生徒さんから学ぶ」という体験ができ、共感し合えることも増えるハズです。そして、何か、課題が出て来たとしても、「あのとき、講師の先生が言っていたよね」と、上からではなく、同じ立場で、生徒さんと関わることができ、課題解決のサポートができます。もちろん、「主催勉強会」は、イレギュラーな空間なので、「秘訣⑧」でお伝えしたような、日常の関わりの積み重ねも、大事にしてくださいね。

勉強会を主催する手順

それでは、外部の講師を招いての【勉強会を主催する手順】を簡単にお伝えします。イベントなどを主催する場合も、基本の手順は同じです。

①テーマを決めて、講師を依頼（大人数の勉強会・セミナーやイベントの場合は、実行委員会を

立ち上げ、組織づくり、役割分担を行う（組織、団体のつくり方は次の秘訣で）。②準備をスタート。会場を押さえる（イベントの場合、会場を押さえ、ある程度のブース設置のイメージができたら、出展者の募集）。告知開始。③本番当日。役割分担（当日用）。運営。

★イベントと並行して「体験講座」を開き、生徒さんに登壇を依頼し育てるのもいいかも★

秘訣㊸団体を育てる講師になろう

団体や組織運営の体験はオススメ

「いつか団体を！」と考えているセラピストさんが、今からできること。何かのコミュニティーや団体に所属し、団体や組織の運営を、体験しておくことをオススメします。何かのコミュニティーや、団体に所属することは、個人で、しかも、おうちで、セラピスト業をされている方には必須です。セッションや、施術の実績が増え、オリジナルの講座をつくりたくなる、協会などの団体をつくりたいと考えるセラピストさんもいます。

現在の私は、ＮＰＯ法人の理事長と、セラピストを養成する任意団体と、趣味の俳句の３つのコミュニティーを運営しています。

この３つを運営できるのも、「つくらないかもしれないけれど、きっといつか団体をつくりたくなるから！」と、子どもの子ども会の役員や、幼稚園の保護者会の会長、最終的に小学校のＰＴＡ

会長をしました。また、一般社団のセラピスト支援団体の東海の理事や、セミナー講師を輩出するイベントの、名古屋のコアスタッフとして、いずれも6年間、ガッツリと関わりました。

このことで、団体を生み、育て、運営していく力を育むことができました。私のこの経験から、団体の活動を一緒にしてくださっているメンバーには、「いつか団体をつくりたくなったときのために、しっかり見といてね」と、運営の仕方は、すべてオープンに報告するようにしています。

実際の行政に提出する書類などは、最寄りの機関で、無料で作成できるお手伝いをしてくださるので、公的機関を利用されたらよいと思いますが、実際の運営、また、運営に至るまでの人の問題などについては、前もって学んでおくとよいと思います。

「社会起業」という言葉も、聞くようになりました。これからのキーワードとして、意識されておくとよいと思います（社会起業については、第7章で少し触れますね）。

いつか団体をと考えているセラピストさんへ

それでは、「いつか団体を！」と考えているセラピストさんが今からできることを、私の体験から改めてお伝えしておきます。

①興味のあるコミュニティーや団体に所属する（ポイントは理念に賛同できること）。
②できればコアスタッフとして運営に関わる（できないときは、懇親会などお世話役をする）。
③運営に関わりながら、人との繋がりも大事にしておく。

④主催者の気持ちの寄り添うこと（コミュニティー、団体の理念を大事にする）。

①の、興味のあるコミュニティーや団体に所属する場合、「賛同できる理念」であることは、最も重要な要素です。私は、セラピストを支援する協会の理事と、セミナー講師を輩出するイベントのコアスタッフとして、5年以上関わって感じたのは、「いかに共感を呼ぶ理念を創れるか?」によって、団体を応援してくださる人の熱量が変わるということでした。②と③のコアスタッフとして関わること、コミュニティー内での繋がりを大切にすることについては、イメージしやすいかと思うので省きます。④の主催者の気持ちに寄り添うについては、①と重なるところもありますが、あなた自身が団体をつくるうえでも、ご自身の「理念」に賛同して、参加してくれる人の存在がいかに大きいか、想像できると思います。そして、チームをまとめる際に「理念を中心にチームの行動を進める」ということで、様々な人が集い、そのバラバラの個性をまとめる「扇のかなめ」となるのも「理念」です。「いつかは団体をつくりたい」と、考えているセラピストさんにとって、①と④は特に大事にして、知恵と想いを込めてつくっていただきたいことです。

この章の最後に。あなたは、「メンター」という言葉を聞かれたことがありますか?　メンターとは、指導者、助言者という意味で使われていて、まさに、生徒さんのメンターとなるあなたのこと。

1人で始まった「愛されるセラピスト」の道も、この章では、メンターとしてまた団体運営の長としての講師キャリアをイメージできるまでになりました。次の章では、もう一度、「愛されるセラピスト」として、市場を味方につけてステージアップする方法を、お伝えします。

第7章

サイクル4
「繋」の章
～いつまでも愛される考え方は
「等身大」

秘訣㊹あなたの課題と地域の課題を繋げて市場を味方にする考え方

社会起業とは

あなたは、「社会起業」という言葉を知っていますか？　「社会起業」とは、社会的課題の解決にビジネス手法を用いて取り組むことをいいます。

私は、この「社会起業」とセラピストは相性がよいと、伝えています。なぜなら、セラピスト支援をしていて、「社会のお役に立ちながら、セラピストとして仕事も両立させたい」と、言われることが多いからです。本書を書くにあたり、私に聞きたいことを募集しました。その中の質問に、「セラピストの働き方としての社会起業入門」という項目を入れました。すると、セラピストになって5年以上過ぎた方から、

・私ができる社会貢献を、形にしたい。
・自分が取得したスキルを、世の中でどうやって活かせばいいか知りたい。
・社会のお役に立てる、自分がすべき努力や工夫の仕方を知りたい。

といった、社会起業への関心の高さが、感じ取れる回答がいくつかありました。

また、その方たちのお悩みの中には、チームや組織のつくり方や、すでに持っている、入っている、コミュニティーや地域の活動との心地よい繋がり方などの、ご相談もありました。

〔図表9　社会企業家としての考え方〕

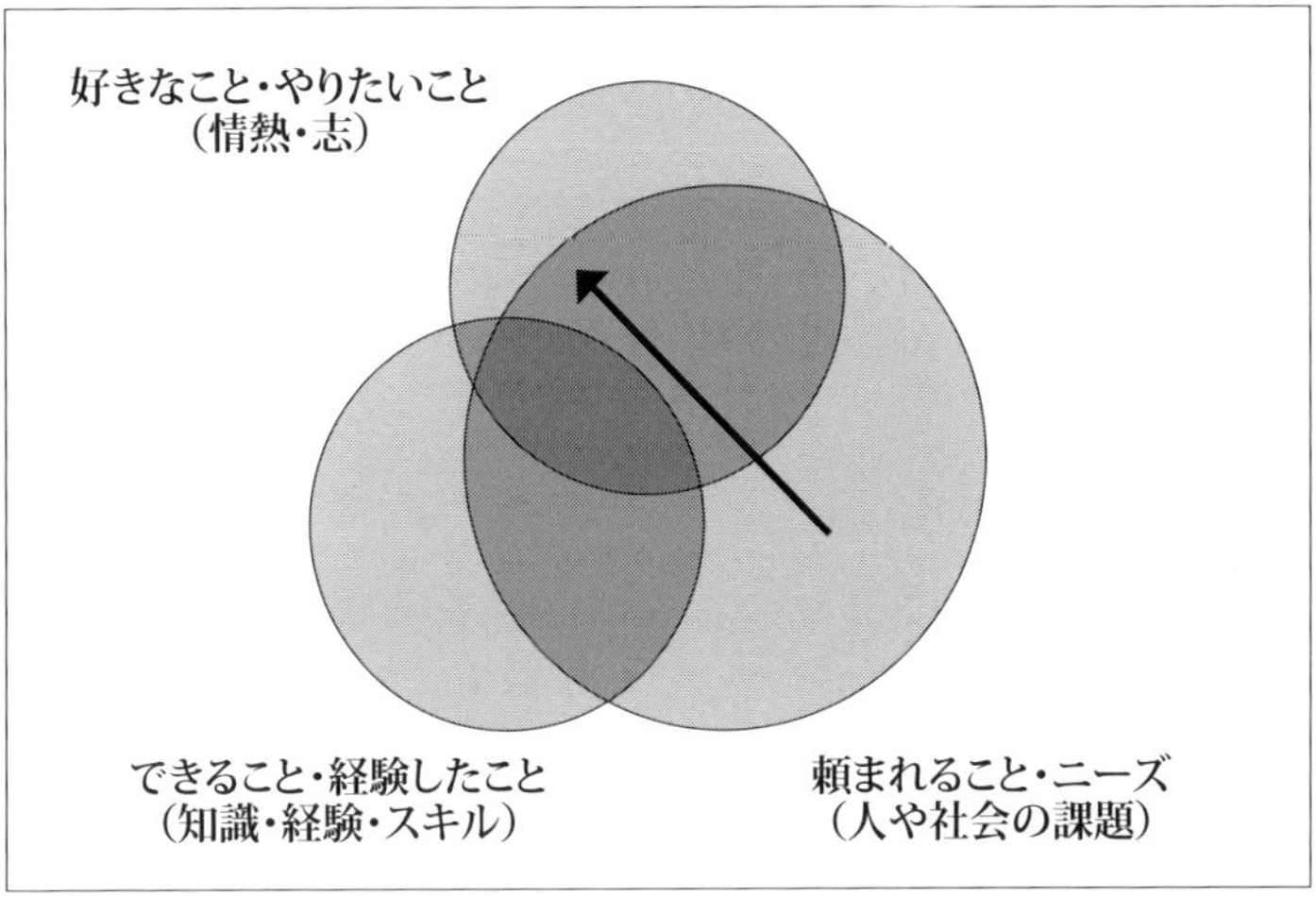

そこで、秘訣㊹では、自宅の一室や、カフェの一テーブルのスペースで、セラピストとして、1人でお仕事をされてきた方が、講師となり生徒さんを育て、団体をつくりたくなったときのために、準備を始め、いざ、団体をつくろうとするとき。どんなこと考え、どんな順番で人を集め、団体をつくっていくとよいのかについて、私の体験を踏まえ「秘訣」として書いていきたいと思います。

自分の棚卸

セラピストさんのほとんどが、地域社会の中で、セラピストとして活動されているのだと思います。セラピストのサポートをしていると、当たり前ですが、どの町にもセラピストがいます。そんなセラピストさんが、地域のお役に立ちたいと思ったとき、やはり一番にすることは、「自分の棚卸」です。そして、この棚卸は、第5章でおこなった「ジブン色ブランディング」より、更に、地域部分を大きくした「3つの輪」を使います。地域で、お仕事するのであれば、自分ができることを、地域課題に近付けていく考え方が必要です（図表9）。

すでに、セラピストとして実績がある方も、今からセラピストを始める方も、地域の情報が知りたい場合は、お住いの市や、近隣の市の、市民活動センターなどに行かれて、情報を集めるのがよいと思います。地域で活動する団体のチラシや、勉強会の案内など、の情報を手に入れることができます。また、登録団体になることで、仲間の募集や、講座の紹介などを行うサービスなども、受けることができます。もうすでに、自身のサロンから、地域へと飛び出し、活動をされているセラピストさんとの出逢いもあるかもしれません。講師業をされているセラピストさんなら、ご自身の地域ではなく、全国を飛び回っているセラピストさんもいらっしゃるかもしれません。

もっと地域に出ていきましょう！　そして、あなたのチカラを、地域にも活かしましょう！

また、女性の感性を生かした起業をサポートする仕組みも、出て来ていますので、市役所の「商工課」などに問い合わせてみるとよいでしょう。

地域課題を癒すという視点で

色々な地域の情報を集めた後は、いよいよ、自分のスキルを、課題に近付ける番です。このスキルは、あなたのセラピースキルもですが、あなたの女性として、母として、地域社会の一員として持つ「痛み」や、こうなればもっとよくなるのに、という「希望」でも構いません。

女性は、社会課題の最前線で生きています。目まぐるしくステージが変わる度に、抱える課題も、気づきも、しなやかに捉え方を変えながら、課題を解決して来た経験もあることと思います。

私もそうですが、ＮＰＯをつくりたいという気持ちは、かなり前からありましたが、娘の経験を経て初めて、「何のために」が明確になり、一気に創ることができました。女性は、独身であろうと結婚しようと、どんな生き方を選んでいても「誰かの、社会のお役に立ちたい生き物だ」と、思います。だからこそ、お仕事を選ぶときには、ご自身が体験し、嗚咽するくらい悩んだことを、仕事にして欲しいと思います。また、セラピストとして「地域課題を癒す」という視点で、社会課題と結び付けていくことで、あなたのお仕事の市場は広がっていきます。

そして、活動に関わる際には、自分のセラピーをどう使うことでお役に立てるか？　どう繋げるか？　という視点を持って参加することもポイントです。セラピストのあなただからお役に立てることを見つける視点、忘れないでくださいね。

秘訣㊺住む場所が変わっても愛される考え方

引っ越し先で仕事を動かすことは可能

私がセラピストしていて、また、周りのセラピストさんを見て、「よかったな」と思うのは、住む場所が変わっても、仕事が直ぐ始められるという点です。今は、ネットも普及していますので、ご家族の都合、ご自身の学びのために、海外に行くことになっても、セッション系のセラピストさんなら、ネットを使えば、お仕事ができちゃいますよね。

私は、広島県から愛知県に、また、愛知県の中でも市を引っ越した経験があります。

ですが、今までの章でお伝えしたように、きちんとセラピストとしての、「あり方」「魅せ方」「見え方」を踏まえておけば、引っ越したその日から、引っ越した先でお仕事を動かすことは、可能なのです。私は、お仕事としてセラピストを選んでいただきたい、一番の理由かもしれないと、この本を執筆しながら、最後の章に辿り着いたときに感じました。書いている間も、気づきが深くなるって、ありがたいですね。

住む場所が変わっても愛される考え方

それでは「住む場所が変わっても愛される考え方」として、セラピストとしても押さえておいて欲しいSDGsについて、お伝えしたいと思います。

あなたは、SDGsという言葉を聞かれたことありますか？　最近、よく耳にするので、聞かれたこともあるかもしれませんね。SDGsとは、「持続可能な開発目標」のことで、「誰一人取り残さない」持続可能で多様性と包摂性のある社会の実現のための「世界レベルの約束ごと」のことで、次に挙げる17の目標が立てられています。

①貧困をなくそう
②飢餓をゼロに
③人々に保険と福祉を
④質の高い教育をみんなに
⑤ジェンダーの平等を実現しよう
⑥安全な水とトイレを世界中に
⑦エネルギーをみんなに、そしてクリーンに
⑧働きがいも経済成長も
⑨産業と技術革新の基盤をつくろう
⑩人や国の不平等をなくそう
⑪住み続けられるまちづくりを
⑫つくる責任つかう責任
⑬気候変動に具体的な対策を
⑭海の豊かさを守ろう
⑮陸の豊かさも守ろう
⑯平和と公正をすべての人に
⑰パートナーシップで目標を達成しよう

〔図表10　セラピストが市場を味方につける考え方〕

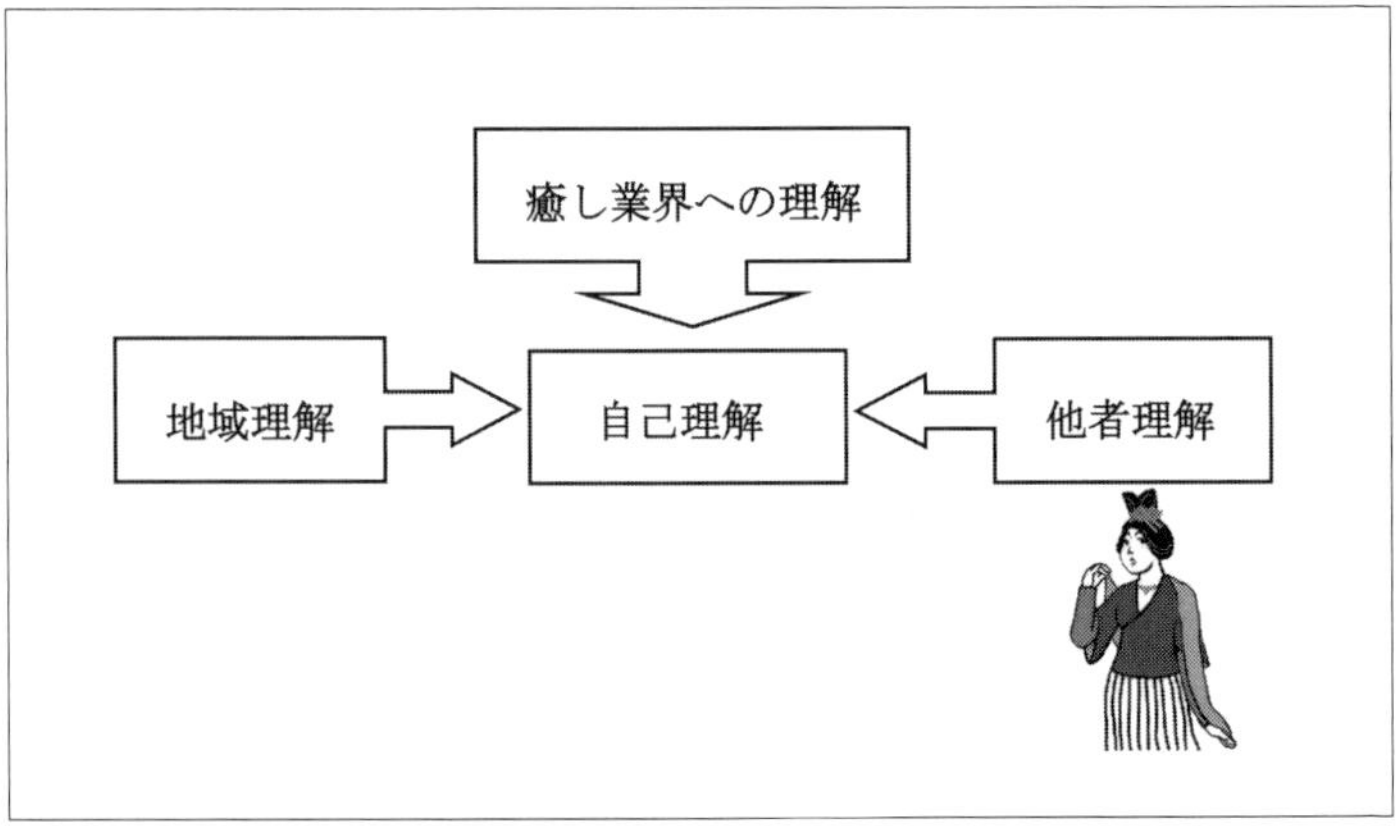

SDGsは、社会起業に限らず、企業も取り組みを始めている世界規模の内容だけあって、この目標だけを読むと、「スケールが大きすぎて…」と、思ってしまうかもしれません。でも、この課題を「身近な課題」に引きつけてみたらどうでしょう？

例えば、目標⑪の「住み続けられるまちづくりを」を、あなたのセラピーに引きつけて考えてみると、「生まれ育った町で、人生を最後まで笑顔で住み続けられるように、セラピーを通して、健康なまちづくりに貢献していきます。」としたらどうでしょう？　SDGsになりませんか？

大事なことは、今、社会がどういう方向を向いて歩んでいて、その目的地に向かう途中で、私たちセラピストがお手伝いできることは何なのかを考え、近付いていくことなのです。

「求められているところに自分を合わせていける」これも愛されるセラピストさんの、大切なお仕事の考え方です。

考えてみると、あなたが、どこへ引っ越そうとも、この視点を持っておくことで、お仕事の繫がりが生まれやすくなること。また、引っ越す予定のないセラピストさんも、この視点を持って、お仕事をして行くことで、広がってゆく可能性が生まれるということです。

もちろん、SDGs でなくても、お住いの、また、お引っ越していく先の、市区町村の総合計画などを、あらかじめホームページなどで見ておいて、準備しておくと、引っ越した先で心が不安になることも、少なくなります。

私は、私が愛知県に引っ越してきたとき、同じように引っ越してきた方や、同じように広島県から、違う場所へ引っ越した方の何人かが、その先の環境に馴染めず、心を傷めてしまったことを、後々知ったときに、引っ越した先での「セラピストの歩き方」をお伝えしておけば、と思いました。

そのときは、私にもわからなかった「私の強み」が、これから、お１人でもお役に立てたら嬉しいです。

秘訣㊻精神とスキルを次へと繫げるセラピスト的事業承継の考え方

事業承継とは

いよいよ、この章の最後の秘訣になります。それは、ズバリ！「事業承継」についてです。

「事業承継」とは、生業を次に繋げる、後継者に引き継ぐこと。私は、会社を持っていませんが、多くのベテランのセラピストさんが、行っているであろう「オリジナル講座」を持っています。

事業承継の「承継」とは、先の人の、地位・事業・精神などを受け継ぐことだと「大辞林 第三版」には書いています。この「精神」や「スキル」をいかに残していくのか？ 考えていくことは、新しいスキルを生み出し、伝えてきた私の責任だと思い、皆さんと一緒に考える意味で、この章の最後の秘訣に選びました。名付けて「セラピスト的事業承継の考え方」です。

私の所に来られるセラピストさんは、40代前後でセラピストの資格を取得し、講師をされ、その後、10年近くのベテランセラピストになると「オリジナル講座をつくりたい」と、コンサルを受けに来られる方がいらっしゃいます。

オリジナル講座の構築

これは、私自身が、縁あって「オリジナルの養成講座」をつくり、ナビゲーターさんや講師の活躍により、多くの方に体験いただいている姿、そして、段々と、若い年代のメンバーも生まれて来ましたし、「右腕」と呼べるメンバーも育って来ている様子を見ての、ご相談なのだと思います。

そして、もう1つは、自分の人生の残り時間、というものも、考え始める時期だからなのではないか？ と感じています。

40代前後でセラピストとなり、10年近く、がむしゃらに走って来て、早い方なら、ご両親の介護や看取りの経験。また、ご自身の更年期障害などの身体の不調、もしかしたら、心にも少し不調が出てくるお年頃。その中で、ご自身のスキルを更に社会に役立ててもらうために、次の展開としての「オリジナル講座」を考え始めるのも理解できます。

だからこそ、セラピストさんのキャリアを築くお手伝いをさせていただく中で、この「事業承継」についても、触れながら、「オリジナル講座構築」のお手伝いをする必要があると思っています。

さてあるデータによると、小規模事業者の8割以上が、後継者の育成には3年以上かかるとしています。私も「オリジナル講座」をつくり、養成講座の講師が生まれ、地域で呼ばれる講師の方を「右腕」と呼べるようになるまで、確かに3年かかりました。もちろん、そのときには「事業承継」のことなど、全く頭になく、ただただ広がっていくのを目を細めてみていた。というのが正直なところです。ただ、段々と拡がり、講師が増え、「オリジナル講座」を生み出して、10年が見えて来たときに、この「事業承継」という言葉が、気になり始めたというのが本当の所です。

ですので、これから「オリジナル講座」をつくるセラピストさんもですが、もしかしたら、私と同じように、講座を育てた先を描く立場のセラピストさんも、考え始めてらっしゃるのでは？　と思いながら、筆を走らせてます。

セラピスト的事業承継

それでは、「セラピスト的事業承継」を私が考えるポイントをお伝えしておきます。

先ず40代後半で「オリジナル講座」をつくり始めるセラピストさんが考えておきたい「セラピスト的事業承継」３つのこと。

①あなたは何歳までセラピストとして、また、セラピストを育成していかれる代表として活動したいと思っていますか?

②あなたには既に「右腕」と呼べる人はいますか?

（いらっしゃらない人は、どのように出逢い、育てようと思っていますか?）

③その「オリジナル講座」を、どれくらい広げたいと思っていますか?

これから「オリジナル講座をつくる」というセラピストさんには、先ずはこの３つを考えて、つくられることを、私は相談に来られたセラピストさんに、お伝えしています。

そして、次に、私と同じ、「すでにオリジナル講座を持っている」セラピストさんに向けては、私が意識していることをお伝えします。①こだわらず流れに任せる、②後輩（右腕）に譲る、③承継する必要のないほど、全国に広め「普段使い」にする、の３つです。

まだ、始めてもいないのに、終わりのことを考えるというのは、ピンと来ないかもしれません。それでも、少しずつ広がりも感じつつ、ご自身が生み出したオリジナルスキルの、今後と、そのスキルを、愛して支持してくださっている生徒さんのことを考え、あなたの講座を次へと繋ぐことを考え始めたセラピストさんなら、感じ取ってくれるのではないかと思います。あなたなら、どう残しますか?　最後は、投げ掛けのようなカタチにして、この章を終わりたいと思います。

おわりに

秘訣㊼ふわふわでも、キラキラでもなく、「凛」とした貴女で愛されよう！

最後までお読みくださってありがとうございます。

私がセラピスト支援を始めたときに出会った、ステキな言葉があります。

「セラピストが増えると日本の心はもっと優しくなる」という言葉です。

今はもう、会を閉じてしまっていますが、初代代表のこの言葉とともに、私は、セラピスト、セラピスト講師、そして、セラピストの支援者として、3つの顔を回しながら、歩いてきました。不安定で、あらがえない出来事が起こりうる社会の中で、この言葉の持つ深さを感じずにはいられません。

本書でお伝えしたかったのは「セラピストは素敵なお仕事だ」ってことです。働く場所が変わっても、結婚・出産、育児に介護といったライフステージが変わっても、家の中でも、もちろん外でも、「女性の働き方を人生に合わせて七変化できる」セラピストというお仕事は、女性として、母として、妻として、あなたと言う、かけがえのないたった1人の人生を、いろんな顔で経験してきた「すべてを活かせる」お仕事です。

そんなあなたが、セラピストの世界と出逢い、お客様や、社会から信頼されて愛されることで、セラピストとして長く社会にお役に立ちながら、お仕事としても両立できるようお手伝いをしていきたい！　と思い、本書を書いてきました。

本書で、1人でも素敵なセラピストさん、セラピストの卵さん、セラピストの業界に憧れを持ち始めたあなたのチカラになれますように。

そして、「セラピストってなんだか素敵」と思ってくださった方、一緒にお仲間になりましょう。

私は、人からは「何者？」と言われたりしますし、セラピストとして活動するあなたも同じように「何者？」と思われた経験もあるかと想像します。それぐらい、セラピストってわかりにくい存在です。それでも、私自身は、自らの活動を「セラピーを通した女性支援と心の健康支援」だと、心を定め、楽しんで行きたいと思っています。そんな私は、今度は、本を飛び出して、あなたにお会いできるのを楽しみにしています。

そして、最後になりましたが、本書を書くまでに至る、セラピスト・講師人生の中で、たくさんのご指導をいただき、私が勝手にメンターだと思っている、講師として、またサポートとしてのスキルを磨いてくださった「セミナーコンテスト」主催「一般社団法人日本パーソナルブランド協会」代表の立石剛さま。セラピスト支援者として、背中を追わせていただいている「セラピストの学校」校長の谷口晋さま。「毎日ブログ」で私を鍛え上げてくださった「一般社団法人ビジネスブログアスリート協会」代表の板坂裕治郎さま&名古屋71期の皆さん。セラピストの私を育ててくださった

「(株)ベンチャーコンサルタント」の寺田勝紀さま。そして、快くインタビューに応じてくださった5名のセラピストの皆さん。代表、理事長として、無茶ぶり多めの私を支え続けてくれている「かずいろナビゲーター・講師。並びにNPO法人日本セラピーブリッジ」の皆さん。何より、傍で見守ってくれた家族、遠く地元を離れた私を応援してくれている、地元岡山の家族他、すべての方々に感謝致します。

最後の最後、声を大にして伝えたい。ふわふわでも、キラキラでもなく、「凛」とした貴女で愛されよう！

セラピストは「社会をアゲる」素敵なお仕事です！

２０２０年春

藤川　佐智子

著者略歴

藤川　佐智子（ふじかわ　さちこ）

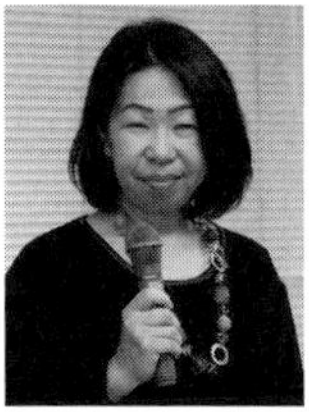

・愛されるおうちセラピスト起業の専門家
・ソーシャルアゲージョラボラトリー
　～社会を上げる女性研究所～　所長
・NPO 法人日本セラピーブリッジ　理事長
・かずいろナビゲーション協会　代表
・「かずいろ（ヒト関係性分析）」考案者
・1968 年岡山市生まれ。
・専業主婦をしていた 2006 年に数秘術、カラーセラピーと出逢い活動を始める。
・2009 年広島県より愛知県に転居をキッカケに、カフェでの占い師からスタートし、現在は、自ら考案したオリジナルのコミュニケーションツールでありセラピーセッションツール「かずいろ（ヒト関係性分析）」を考案。東海を中心に 4000 名以上が体験。7 名の講師と 25 名を超えるナビゲーター会員が所属するコミュニティーと、100 名以上が登録するフェイスブックグループを運営（2020 年 3 月末現在）。
・セラピスト活動だけに留まらず、コーディネーター、コンサルタントとしても活動しており、10 年以上セラピストの支援、養成、育成のための「好きを仕事に変える」イベントや勉強会を企画。参加者は延べ 200 人を超え、中には出版するセラピスト、大手百貨店のイベントに参画する受講生も生まれる。
・経営理念は「癒しと医療を繋ぎ、優しい言葉社会を創造する」。
・毎日ブログ更新中　https://ameblo.jp/agejyosachi

信頼されて愛されるセラピストになる47の秘訣

2020年 5 月1日　初版発行

著　者　藤川　佐智子　© Sachiko Fujikawa

発行人　森　忠順

発行所　株式会社 セルバ出版
〒 113-0034
東京都文京区湯島 1 丁目 12 番 6 号 高関ビル 5 B
☎ 03（5812）1178　　FAX 03（5812）1188
https://seluba.co.jp/

発　売　株式会社 創英社／三省堂書店
〒 101-0051
東京都千代田区神田神保町 1 丁目 1 番地
☎ 03（3291）2295　　FAX 03（3292）7687

印刷・製本　モリモト印刷株式会社

●本書の内容に関する質問は FAX でお願いします。

Printed in JAPAN
ISBN978-4-86367-575-9